ÉTUDE

SUR

LES CALS DOULOUREUX

PAR

LE Dr DANIEL PASTURAUD,
Interne des hôpitaux de Paris,
Ancien chef de clinique ophthalmologique du Dr Abadie,
Lauréat de l'École de médecine de Bordeaux (1867),
Membre de la Société anatomique.

TRAVAIL RÉCOMPENSÉ PAR LA SOCIÉTÉ DE CHIRURGIE
(Concours pour le prix Laborie).

PARIS
A. PARENT, IMPRIMEUR DE LA FACULTÉ DE MÉDECINE
Rue Monsieur-le-Prince, 29 et 31

1875

ÉTUDE

SUR

LES CALS DOULOUREUX

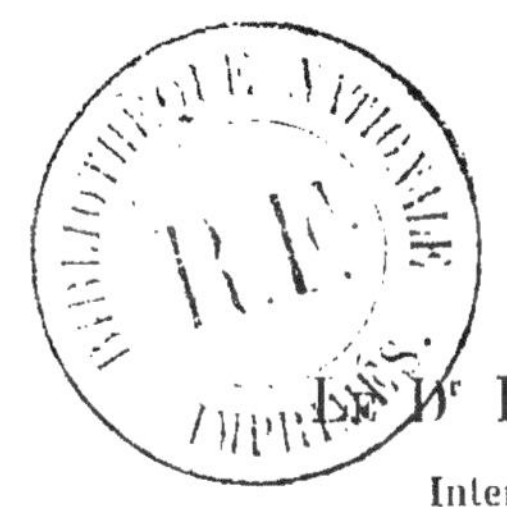

PAR

LE Dr DANIEL PASTURAUD,
Interne des hôpitaux de Paris,
Ancien chef de clinique ophthalmologique du Dr Abadie,
Lauréat de l'École de médecine de Bordeaux (1867),
Membre de la Société anatomique.

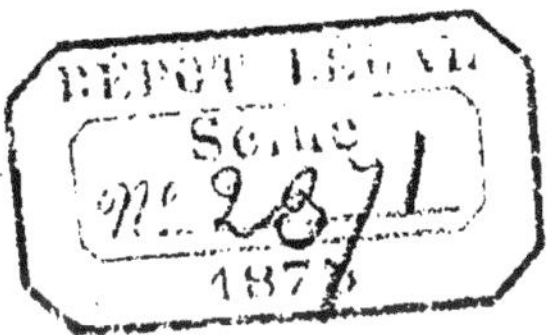

TRAVAIL RÉCOMPENSÉ PAR LA SOCIÉTÉ DE CHIRURGIE

(Concours pour le prix Laborie).

PARIS
A. PARENT, IMPRIMEUR DE LA FACULTÉ DE MÉDECINE
Rue Monsieur-le-Prince, 29 et 31
1875

A MON PÈRE & A MA MÈRE

Témoignage de profonde reconnaissance.

A MES PARENTS

A MES AMIS

Pasturaud.

A MES MAÎTRES DANS LES HÔPITAUX.

École de médecine de Bordeaux :

M. LE Dr AZAM

Professeur de clinique chirurgicale.
(1866-67.)

M. LE Dr HENRI GINTRAC

Directeur de l'Ecole de médecine,
Professeur de clinique médicale.
(1867-68.)

Hôpitaux de Paris :

M. LE Dr U. TRÉLAT

Professeur de pathologie externe à la Faculte,
Chirurgien de l'hôpital de la Charité,
Membre de l'Académie de médecine.
(Externat 1869.)

M. LE Dr HILLAIRET

Médecin de l'hôpital Saint-Louis, etc.
(Externat 1870.)

M. LE Dr MILLARD

Médecin de l'hôpital Lariboisière.
(Externat 1871.)

M. LE Dr LÉON LEFORT

Professeur de médecine opératoire à la Faculté,
Chirurgien de l'hôpital Beaujon,
Président de la Société de chirurgie.
(Internat 1872.)

M. LE Dr TILLAUX

Chirurgien de l'hôpital Lariboisière,
Professeur agrégé à la Faculté de médecine de Paris.
(Internat 1873.)

M. LE Dr EMPIS

Médecin de l'hôpital de la Charité,
Professeur agrégé à la Faculté de médecine de Paris,
Membre de l'Académie de médecine.
(Internat 1874.)

M. LE Dr MARC SÉE

Chirurgien de l'hôpital Sainte-Eugénie,
Professeur agrégé à la Faculté de médecine de Paris.
(Internat 1875.)

M. LE Dr LEDENTU

Chirurgien de la Salpêtrière,
Professeur agrégé à la Faculté de médecine de Paris.

M. LE Dr MARTINEAU

Médecin des hôpitaux.

M. LE Dr ABADIE

Professeur libre d'ophthalmologie.

ÉTUDE

SUR LES

CALS DOULOUREUX

INTRODUCTION.

Avant d'aborder l'étude des *cals douloureux*, nous croyons utile de dire ce que nous entendons par cette dénomination. Il ne faudrait pas croire, en effet, que nous ayons l'intention de comprendre dans notre sujet tous les cals qui peuvent devenir le siége d'une douleur, quelle qu'en soit, du reste, la cause.

Dans un certain nombre de cas, cette douleur n'est due qu'à une consolidation imparfaite : tantôt le travail inflammatoire qui accompagne la cicatrisation n'est pas terminé, tantôt il est vicié par une cause quelconque et il reste un peu de sensibilité au niveau de la fracture. Ce sont là des accidents qui doivent être étudiés à part et qu'il ne faut pas confondre avec ceux dont nous nous occupons sous le nom de cals douloureux.

Malgaigne a insisté avant nous sur cette distinction et fait judicieusement remarquer, combien en est grande l'importance pour le traitement ; il suffit, en effet, pour les cals non solides de remettre l'appareil pour faire cesser les douleurs et malheureusement il n'en est plus de même pour les véritables cals douloureux (1).

D'autres fois des cicatrices osseuses deviennent de temps en temps le siége de poussées inflammatoires qui entraînent naturellement avec elles des souffrances très-vives. Mais nous éloignerons encore ces cas, car nous ne voyons là qu'un ensemble de symptômes qui annoncent une maladie spéciale : un séquestre invaginé du cal, par exemple. Il nous restera donc, comme cals douloureux, les cicatrices osseuses, solides, qui sont le siége de douleurs plus ou moins intenses sans qu'il y ait, cependant, ni gonflement, ni rougeur de la région — ou mieux, sans que cette douleur soit explicable par une poussée inflammatoire du côté de la cicatrice. Ce sont de véritables névralgies du cal, analogues aux névralgies des moignons.

Cet accident tardif des fractures n'est pas très-rare ; nous avons eu l'occasion, pendant la durée de notre internat, d'en observer plusieurs exemples dans les services de nos excellents maîtres MM. Trélat et Tillaux, et chaque fois nous avons été frappé de la résistance de cette affection aux médications dirigées habituellement contre les douleurs névralgiques. Aussi, bien qu'il ne mette pas les jours du malade en danger, cet accident n'en est pas moins une affection très-sérieuse, qui rend quelquefois la vie impossible par les souffrances intolérables qu'elle fait éprouver. Souvent même, la santé générale est troublée, l'appétit disparaît, le sommeil devient rare et le médecin se trouve dans l'obligation d'intervenir efficacement par un

(1) Malgaigne. Traité des fractures, p. 344.

moyen quelconque. Ces dans ces cas désespérés qu'on a pu, cédant aux instances du malade, se résigner à faire l'amputation du membre.

Malgré l'importance de cette affection, il en est peu parlé dans les auteurs. Les traités classiques de pathologie externe, Boyer, Nélaton, Vidal (de Cassis), Follin, sont muets sur le sujet ; c'est à peine si on lui consacre un petit chapitre dans les ouvrages plus complets sur les fractures. Jamais, du reste, la question n'a été envisagée d'une façon générale et elle n'a jamais été, que nous sachions, l'objet d'un travail spécial.

Le plus souvent, on s'est contenté de publier une ou plusieurs observations que l'on a fait suivre de considérations sur la cause anatomique de ces douleurs.

Malgaigne, dans son traité des fractures, consacre un paragraphe aux « douleurs persistantes dans le cal. » — « Il y a, dit-il, un grand nombre de fractures, surtout parmi celles qui se sont réunies par un cal difforme ou volumineux, qui font ressentir au malade des douleurs tantôt sourdes, tantôt aiguës, revenant à chaque changement de temps. » Il cite à ce propos l'exemple de Théden qui s'était fracturé l'humérus à trois pouces au-dessus du coude et qui éprouva, l'année suivante, des douleurs à chaque changement de température (vingt-quatre heures avant). Il se fit appliquer un bandage compressif qui n'amena que peu ou point d'amélioration. Dix ans après il souffrait encore dans son cal.

Malgaigne a vu une douleur semblable persister pendant plusieurs années, chez une jeune fille de 20 ans, à la suite d'une fracture de la clavicule bien consolidée. Selon lui, cet accident arrive aussi bien chez le vieillard que chez l'adulte, et presque toujours, aux changements de temps, il se produit des exacerbations qui font que ces douleurs servent de *baromètre* aux malades.

Théden voulait trouver l'explication de ses souffrances dans la gêne qu'apportait le cal à la circulation du périoste et de la moelle et il en donne comme preuve la sensation qu'il éprouvait : « Je sentais parfaitement, dit-il, l'impulsion des liqueurs sur le cal ; je pouvais distinguer celle qui se faisait intérieurement » (1). C'est probablement la première théorie émise pour expliquer ces douleurs, mais elle n'a plus aujourd'hui qu'un intérêt historique.

Malgaigne se contente de comparer ce qui se passe là avec ce qui a lieu dans les cicatrices douloureuses, sans rechercher la cause anatomique de ces douleurs.

Dans ces dernières années, M. le professeur Gosselin s'est occupé de la question dans ses cliniques de la Charité et a émis une hypothèse pour expliquer ces cals douloureux. Il croit à la persistance de l'ostéite de consolidation et il donne à cet accident un nom différent, suivant le temps qui s'est écoulé depuis la formation complète du cal : au début, c'est une *ostéite à forme névralgique* et plus tard une *ostéo-névralgie* lorsque selon toutes probabilités, le travail inflammatoire n'existe plus. Nous aurons l'occasion de faire de larges emprunts aux savantes leçons de M. Gosselin et nous nous réservons de discuter l'explication de ces phénomènes.

Nous devons aussi mentionner le travail de Guyot sur ces accidents des fractures. Il y cite trois observa-

(1) Théden. Progrès ult. de la chirurgie. Trad. française. Paris, 1777, p. 42 et 139 (cité par Malgaigne).

tions de cals solides, ayant donné lieu pendant longtemps à des douleurs très-rebelles qui entraînaient l'impuissance du membre. Il recherche dans ce mémoire quelle pouvait être la cause de ces accidents et il conclut après une étude attentive de ces trois cas, à « un état inflammatoire chronique qui s'entretient à l'intérieur même du cal, et s'étend au périoste et aux tissus fibreux ligamenteux ou tendineux, qui s'y fixent immédiatement. Ce travail présente tous les caractères qu'on assigne à la goutte ou seulement au rhumatisme » (1).

On trouve encore cet accident des fractures signalé dans plusieurs ouvrages, mais sans que l'on ait cru devoir donner de développement à la question.

M. Coulon, dans son *Traité des fractures chez les enfants*, mentionne cet accident comme étant plus fréquent chez l'adulte que chez l'enfant; M. Valette, dans l'article *Cal* du Dictionnaire de médecine et de chirurgie pratiques, attribue ces douleurs persistantes de la cicatrice osseuse à une consolidation incomplète ou à un certain degré d'ostéite; enfin, notre maître M. Tillaux, dans sa thèse d'agrégation (1866), signale le pincement d'un nerf par le cal comme pouvant être la source de névralgies intenses et rebelles.

Si nous ajoutons que nous avons trouvé quelques observations dans les journaux et dans les comptes-rendus des sociétés savantes, nous aurons à peu près indiqué tous les documents que nous avons pu recueillir sur ce sujet.

Il est, cependant, un livre que nous ne devons pas

(1) Guyot. Des accidents consécutifs aux fractures. *Arch. gén. de méd. et chir.* Février 1836.

oublier, c'est l'*Etude sur les blessures des nerfs et leurs conséquences* par M. Weir Mitchell; nous en avons fait de nombreuses citations à propos de la question des moignons douloureux, où sont présentées des vues toutes nouvelles sur l'altération des nerfs après la section du membre. Nous y avons aussi trouvé un chapitre spécial sur la compression des nerfs par le cal.

SYMPTOMES.

Lorsqu'un membre fracturé, après une consolidation complète et régulière, tente pour la première fois de reprendre ses fonctions, il n'est pas rare de voir reparaître un peu de sensibilité au niveau du cal; en même temps, s'il s'agit de la jambe ou de la cuisse, on voit souvent la peau bleuir et un peu d'œdème se montrer à l'extrêmité du membre. Ce sont là des accidents, en général, de peu d'importance, qui disparaissent avec l'exercice, surtout si on a la précaution de faire marcher le malade avec un bandage roulé, modérément serré.

Les suites des fractures ne sont pas toujours aussi simples et l'on voit quelquefois, sous l'influence d'une cause quelconque, le cal devenir subitement le siége de douleurs plus ou moins intenses. Il est plus habituel, cependant, de voir ces douleurs débuter pendant la consolidation et se prolonger ensuite après que tout travail cicatriciel est terminé, sans qu'il apparaisse ni rougeur, ni gonflement des parties voisines.

Cet accident des fractures se rencontre aussi bien avec une cicatrice osseuse des plus régulières qu'avec des cals vicieux ou difformes. Il faut cependant reconnaître que ces derniers paraissent être plus fréquemment le point de départ de ces douleurs et ce sont eux surtout qui ont été signalés par les auteurs comme cals douloureux. Malgaigne, Coulon (1), insistent sur cette coïncidence et nos recherches nous ont aussi montré que les cals difformes ou volumineux s'accompagnent plus souvent que les autres de douleurs persistantes après la consolidation parfaite. Il nous sera peut-être possible plus tard, en recherchant la cause de cet accident, de donner la raison de cette fréquence.

Les fractures qui donnent lieu à des cals douloureux sont très-souvent, dès le début, aussitôt après le traumatisme, accompagnées de douleurs très-violentes qui se font sentir pendant toute la durée du traitement.

Ces douleurs sont en tout semblables à celles qui résultent d'une blessure nerveuse par un des fragments et il est même des cas où cette cause est mise hors de doute par certains symptômes spéciaux, comme les troubles de sensibilité ou de motilité qui surviennent en même temps que ces douleurs. Mais il en est d'autres où les malades n'ont éprouvé que des souffrances plus ou moins vives, sans le moindre accident de paralysie. C'est ainsi, par exemple, que dans les observations citées par M. Gosselin, dans les cliniques de la Charité, on trouve signalées des douleurs très-vives, presque continuelles, s'exaspérant la nuit. Ces exacerbations nocturnes, notées dans bien des cas, ne pouvaient nullement être attribuées à la syphilis — aucun des malades en question n'était en puissance

(1) Traité des fractures chez les enfants. 1861.

de cette diathèse. — Il n'est pas rare, du reste, de rencontrer ces recrudescences nocturnes dans de simples névralgies traumatiques. D'autres fois les douleurs sont intermittentes, elles se montrent au moindre choc, au moindre mouvement et quelquefois même spontanément. Elles peuvent aussi s'accompagner de crampes, ou de spasmes dans les muscles, accidents que l'opium est le plus souvent impuissant à calmer

Dans certains cas les souffrances sont tellement cruelles, que le sommeil est impossible et la santé du malade peut en être fortement altérée. Nicod (1) rapporte l'observation d'un homme atteint de fracture de jambe, qui éprouvait dans son cal des douleurs excessivement vives *à mesure que la consolidation avançait et qui mourut épuisé par ses souffrances.* A l'autopsie, on trouva un filet nerveux renfermé dans la cicatrice osseuse. Heureusement les cas semblables sont très-rares, et dans celui-ci même il s'agissait d'une fracture compliquée, ce qui ne devait pas peu augmenter les chances de mort.

Quoi qu'il en soit, ces douleurs ressemblent bien peu à celles que l'on observe d'ordinaire après les fractures où l'on voit ce symptôme disparaître vers le douzième jour. Il y a donc là quelque chose d'irrégulier, d'anormal dans la cicatrisation de l'os, qui pourrait presque faire pressentir les accidents consécutifs.

En même temps que la persistance de ces douleurs, se montre fréquemment un retard dans la consolidation de la fracture, retard quelquefois considérable, puisque M. Gosselin cite un cas où le cal ne fut solide

(1) Nicod. *Nouveau journal de médecine.* Nov. 1818.

que sept mois après l'accident. « C'est chose très-ordinaire, ajoute le savant professeur, que ce retard coïncidant avec une consolidation douloureuse. Je l'attribue à ce que l'ostéite réparatrice est troublée et prend cette forme longuement douloureuse avec laquelle coïncide l'organisation du cal » (1). Quelle que soit la cause anatomique ou physiologique du phénomène, la remarque n'en est pas moins importante, surtout si on considère que tous les cas observés par M. Gosselin se sont terminés par une consolidation régulière ; on ne peut pas invoquer là le déplacement ou le chevauchement des fragments, la réduction avait toujours été facile et s'était très-bien maintenue.

Tels sont les symptômes qui doivent faire craindre la persistance des douleurs après la consolidation ; ils ne sont pas constants, mais lorsqu'ils existent on doit en tenir grand compte. Il est rare, du reste, que l'on ne trouve pas signalée, dans les observations, une douleur très-vive au moment de l'accident et durant, au moins quelques jours, plus intense qu'elle ne l'est habituellement dans les fractures.

Lorsque le cal est solide et que l'on croit pouvoir permettre au malade de se servir de son membre, on voit alors les douleurs persister au niveau de la cicatrice osseuse et prendre une nouvelle intensité sous l'influence des mouvements. D'autres fois si elles n'existent pas dans les derniers temps de la consolidation, elles se montrent subitement après une fatigue ou un choc sur le membre. Dans les deux cas elles prennent un caractère spécial et ressemblent beaucoup aux dou-

(1) Cliniques de la Charité. T. I, p. 267.

leurs névralgiques. C'est ainsi qu'elles sont tantôt continues avec exacerbations, tantôt intermittentes, se produisant sous l'influence de la moindre cause : un choc, une fatigue, etc. Souvent une simple variation atmosphérique suffit pour déterminer une recrudescence dans les souffrances du malade et son cal lui tient lieu d'un véritable « baromètre. » Cette influence des modifications atmosphériques sur la production des douleurs est notée dans la plupart des observations, et ce sont surtout les temps pluvieux ou orageux, qui sont les plus pénibles à traverser. Le même phénomène se produit, du reste, dans certaines cicatrices, et a probablement la même cause anatomique ; nous verrons plus tard quelle peut être cette cause. Ces cicatrices qui deviennent périodiquement le siége de douleurs plus ou moins vives, offrent plus d'un point commun avec les cals douloureux : aussi Malgaigne qui avait été frappé de ce rapprochement, attribuait-il aux unes et aux autres la même raison anatomique — raison que, d'ailleurs, il ne recherche pas.

Ces douleurs, avons-nous dit, présentent beaucoup d'analogie avec celles des névralgies, c'est ce que reconnaît aussi M. le professeur Gosselin (1), qui a crée, pour désigner cet accident des fractures, le mot d'*ostéonévralgie*, Bien qu'il croie. au début, à la persistance de l'ostéite de consolidation pour expliquer ces douleurs, il avoue que plus tard il est difficile d'admettre l'existence de cette inflammation en l'absence de suppuration et de gonflement de la région, et c'est alors

(1) Gosselin. Cliniques de la Charité. T. I, p. 266.

qu'il emploie cette dénomination qui rappelle assez les caractères de la douleur.

Celle-ci peut, non-seulement se montrer spontanément, mais aussi dans certains cas être provoquée par la pression sur des points limités du membre, qui se trouvent en général sur le trajet d'un nerf (obs. V, VIII, IX, etc.). Elle est alors rarement fixe, elle s'irradie plus ou moins loin du cal, tantôt au-dessous, tantôt au-dessus de la fracture, en conservant souvent exactement la direction de ce nerf. Il est facile dans ces cas d'attribuer la douleur à sa juste cause, surtout si, ce qui arrive souvent, ces troubles de sensibilité s'accompagnent de troubles de motilité ou de nutrition. Il est bien évident qu'un tronc nerveux a été intéressé par les fragments et a subi dans sa structure une altération plus ou moins profonde.

D'autres fois, cependant, la douleur suit bien moins fidèlement le trajet d'un nerf ; elle est plus ou moins vague, mal limitée et ne présente plus à la pression les exacerbations signalées plus haut. Mais même dans ces cas plus obscurs, il n'est pas rare de voir cette douleur s'accompagner de contractions spasmodiques, de crampes et d'engourdissement du membre fracturé, ce qui rendrait encore plausible l'hypothèse d'une lésion nerveuse.

Les souffrances qu'occasionnent les cals douloureux ne le cèdent en rien à celles qui accompagnent la consolidation ; elles sont dans certains cas tellement cruelles qu'elles ne laissent pas un instant de repos aux malades, et leur persistance malgré tous les traitements, peut rendre l'amputation nécessaire. C'est ce qui est arrivé pour l'homme dont Smith rapporte l'observation (obs. III). Heureusement les cas où l'on a étéobligé d'avoir recoursà ce moyen extrême, sont fort rares.

A ce symptôme douleur viennent quelquefois, dans les cals difformes, s'en ajouter d'autres qui sont dus à la difformité elle-même. Ce sont surtout des troubles de circulation produits par le volume exagéré de la cicatrice osseuse.

Le retour du sang veineux est gêné par la compression qu'éprouvent les veines au niveau du cal et l'on voit dans ces cas, lorsqu'il s'agit du membre inférieur, la peau bleuir et quelquefois un peu d'empâtement œdémateux se montrer à l'extrémité. Ce ne sont là que des phénomènes d'ordre mécanique qui peuvent cependant devenir la cause de douleurs spéciales bien différentes de celles que nous avons décrites. Ces dernières sont surtout caractérisées par une sensation de pesanteur, d'engourdissement même, qui est en rapport avec l'obstacle mis au retour du sang veineux et qui augmente avec la fatigue du membre.

Une autre cause de souffrances, pour les malades atteints de cals difformes, cause signalée dans la thèse de concours de S. Laugier (1), c'est la distension de la peau par l'exubérance de la cicatrice osseuse, lorsque celle-ci siége sur un os peu recouvert de parties molles. On peut même voir survenir dans ces circonstances l'ulcération de l'enveloppe cutanée.

En même temps qu'il se produit des douleurs dans certains cals (qu'ils soient, du reste, réguliers ou difformes), on voit quelquefois survenir dans le membre fracturé des complications qui offrent une grande importance.

(1) S. Laugier. Des cals difformes. Th. de concours, 1841.

Ce sont d'abord des *troubles de sensibilité*, soit hyperesthésie, soit anesthésie ; cette dernière lorsqu'elle existe se montre au-dessous du cal et apparaît souvent dès le début de l'accident, au moment où le tronc nerveux est blessé par les fragments. Elle est alors un excellent signe de la déchirure ou de la compression du nerf, mais il ne faudrait cependant pas, pour certaines régions, conclure trop vite. Nous savons en effet, depuis les travaux de MM. Richet (1), Filhol (2), Arloing et Tripier (3), que dans les sections complètes du nerf médian, à l'avant-bras, la sensibilité de la main et des doigts ne disparaît pas et qu'elle est rétablie par des anastomoses du cubital et du radial.

L'anesthésie succède le plus souvent à l'hyperesthésie, même dans les cas de compression, lorsque celle-ci n'a pas été trop violente. MM. Bastien et Vulpian (4), dans leur travail sur la compression des nerfs, en font deux stades bien tranchés, qui se suivent cependant immédiatement. Mais dans la compression au moment des fractures, l'altération du nerf se fait tellement rapidement, en général, que le stade d'hyperesthésie passe inaperçu pour l'observateur et il n'y a de durable que l'anesthésie consécutive.

Aussi, lorsqu'on observe, après une fracture avec blessure nerveuse probable, une persistance de la pé-

(1) Richet. *Gaz. des hôpitaux* et *Union médicale*. 1867.

(2) Filhol. De la sensibilité récurrente dans la main. Thèse de Paris, 1873.

(3) Arloing et Tripier. *Arch. de physiologie*, 1869, et *Société de biologie*, 1874.

(4) Mémoire sur les effets de la compression des nerfs. *Gazette médicale*, 1855.

riode hyperesthésique, il est permis de croire à une piqûre ou à une éraillure du tronc nerveux.

Ces questions présentent un intérêt considérable au point de vue des indications thérapeutiques qui souvent doivent découler de la nature même de la lésion du nerf. C'est pourquoi dans toutes les opérations de dégagement pour les cals douloureux, les chirurgiens se sont toujours beaucoup préoccupés des signes fournis par la sensibilité.

A côté de ces troubles dans la sensibilité, on peut voir survenir des *troubles dans la motilité* et *dans la nutrition du membre*. Ces symptômes sont aussi d'une grande importance, dans le diagnostic de la cause anatomique des cals douloureux, puisqu'ils ne laissent plus de doute sur l'existence d'une altération nerveuse.

Il est à remarquer que ces derniers accidents, comme, du reste, les précédents, accompagnent de préférence certaines fractures. Les rapports intimes de quelques troncs nerveux avec les surfaces osseuses donnent de ce privilége une explication facile. C'est ainsi qu'on rencontre souvent des paralysies de l'avant-bras dans les fractures de l'humérus, à cause de la situation du radial dans la gouttière de torsion ; de même qu'on observe assez fréquemment des compressions du nerf médian par les fragments du radius, etc.

D'autres fois, le tronc du nerf, bien que n'étant pas directement appliqué sur la surface osseuse, n'en est cependant pas très-éloigné et peut être encore atteint par le déplacement des fragments. Swan, par exemple, cite un cas de double fracture du col du fémur avec blessure nerveuse. Le malade survécut deux mois; la douleur était excessive; on constata qu'elle était due à une lésion directe du nerf sciatique par l'os brisé (1).

Les *paralysies* qui accompagnent les cals douloureux siégent le plus souvent au-dessous de la cicatrice osseuse, mais dans certains cas elles se montrent assez loin du cal et au-dessus; c'est ce que nous observons dans l'observation communiquée à la Société de chirurgie par M. Larrey (obs. XI) où les phénomènes paralytiques se sont montrés à la face.

Lorsque ces paralysies siégent au-dessous du cal, elles ont, le plus habituellement, débuté au moment de l'accident, aussitôt après la déchirure du nerf; mais elles peuvent aussi être consécutives à la dégénérescence musculaire et apparaître alors beaucoup plus tard.

Au même rang que les paralysies, nous devons mentionner les *spasmes* et les *contractures musculaires*, dont nous avons parlé plus haut, et qui entraînent quelquefois des déformations spéciales, indiquant parfaitement le tronc nerveux lésé. C'est ce qu'on observe, par exemple, pour le nerf cubital dont la lésion dans certains cas fait prendre à la main la forme d'une griffe tout à fait caractéristique, à laquelle on a donné le nom de *griffe cubitale*.

Les *troubles de nutrition* qui peuvent accompagner les cals douloureux sont très-variés; on pourrait y rencontrer tous ceux qui résultent de la blessure d'un nerf (2), mais nous n'avons guère trouvé dans nos observations que de l'*atrophie musculaire*, de l'*atro-*

(1) Cité par W. Mitchell, p. 115.
(2) *V.* sur le sujet la thèse de Mougeot. Paris, 1867.

phie du membre entier et des *altérations de la peau* érythème décrit par Paget après les lésions des nerfs (1), et ulcérations signalées dans une observation que nous rapportons).

Il peut aussi se produire des *modifications dans la température du membre*, Dans deux de nos observations, on a comparé la température des deux membres; dans l'une, celle de M. Pozzi (fracture de la clavicule), on a trouvé une diminution d'environ 2° centigr. du côté malade; dans l'autre, celle de M. Trélat (fracture de l'humérus), il est noté une augmentation de la température du côté malade, avant l'opération, et au contraire une diminution de 1° après le dégagement du nerf. Les chiffres donnés dans cette dernière observation sont en désaccord avec ceux de la première et aussi avec ceux habituellement recueillis dans les expériences.

Les observations de M. Mitchell, sur les modifications thermiques après la blessure d'un nerf, lui ont fait reconnaître aussi un abaissement de température dans les régions placées au-dessous de la lésion. Cependant, il existe des cas où, à la suite de l'altération nerveuse, il s'est produit des modifications dans l'enveloppe cutanée (aspect luisant de la peau, sensation de cuisson), et ces états ont coïncidé avec une élévation d'un demi-degré ou même d'un degré. Quoi qu'il en soit, l'explication de ces changements dans la calorification du membre après les blessures nerveuses est loin d'être facile.

Bien que nous n'ayons pas d'observations de cals

(1) Paget. *Medical Times*, 1864. — Mougeot. Thèse, 1867.

douloureux avec complications de *tétanos*, *épilepsie*, etc., on conçoit parfaitement que ces accidents nerveux puissent se montrer là aussi bien qu'avec toute autre blessure d'un nerf.

Parmi tous les cas de cals douloureux que nous avons pu recueillir, et que nous publions à la fin de ce travail, nous n'en avons trouvé que trois pouvant échapper à l'explication que nous voudrions donner de la douleur persistante de ces cicatrices osseuses. Ce sont les trois cas observés par Guyot.

Le premier malade, surtout (obs. XVII), a souffert pendant plus de quatre années d'une fracture dont la consolidation a présenté des difficultés énormes, et qui s'est accompagnée d'accidents que nous ne retrouvons pas dans nos autres observations. Les deux autres cas ont offert à l'auteur une analogie parfaite avec le premier, nous ne voulons donc pas les séparer; mais il nous a semblé à la lecture de l'abrégé, qui en est donné dans les *Archives*, qu'ils ont été sur plus d'un point différents. Les poussées inflammatoires, par exemple, qui ont été notées dans la XVIIe observavation, paraissent avoir manqué chez les deux autres malades.

Quoi qu'il en soit, les trois cas rapportés par Guyot sortent du cadre que nous avons tracé pour les autres cals douloureux, et surtout ne peuvent rentrer dans la définition que nous en avons donnée.

La cicatrice osseuse n'était pas seulement difforme, « elle était le siége d'un travail extraordinaire, accompagné de vives douleurs, *d'un gonflement œdémateux de tout le membre* qui prit à sa surface une teinte foncée. » Les tissus, qui entouraient ce cal énorme, « contribuaient par leur engorgement à le faire paraître si volumineux, il y *avait empâtement* de la région,» et la peau elle-même offrait une rougeur considérable. Si on ajoute à cela la fièvre et les troubles digestifs qui sont notés plus loin, il est difficile de ne pas reconnaître dans ce tableau tous les signes caractéristiques des poussées inflammatoires. Seulement, cette inflammation n'a jamais produit de suppuration apparente et elle s'est accompagnée de douleurs très-vives. Ces douleurs avaient même certains caractères névralgiques, qui ne sont pas habituels dans l'inflammation seule; l'intermittence avec recrudescence aux modifications atmosphériques, les irradiations, les spasmes musculaires, etc., qui sont notés dans les observations XVII et XIX, se retrouvent dans les autres cas de cals douloureux.

Il n'est pas facile de rattacher cet ensemble de phénomènes à une même cause, mais nous pouvons de suite y reconnaître l'existence d'un processus inflammatoire, réservant la recherche de cette cause pour le chapitre Pathogénie.

Les faits semblables nous paraissent être l'exception, et si leur connaissance nous empêche d'étendre notre explication à tous les cas de cals douloureux, nous nous croyons néanmoins autorisés à la croire suffisante pour le plus grand nombre.

PATHOGÉNIE.

D'après l'étude des symptômes, on peut voir déjà qu'une distinction toute naturelle doit être faite entre les cals douloureux. Dans les uns, les douleurs ont pour cause évidente la lésion d'un nerf ; dans les autres, au contraire, la raison anatomique est bien moins apparente et c'est surtout cette seconde catégorie de faits qui a donné lieu à des interprétations diverses.

Si, pour les premiers, il n'y a pas de discussion à avoir quant à l'existence d'une lésion nerveuse, il n'en est plus de même lorsqu'il s'agit de déterminer quelle est la nature de cette lésion. Est-ce qu'on a affaire à la compression d'un nerf ? et dans ce cas, la compression est-elle due à la présence de ce nerf dans la cicatrice osseuse ou à son refoulement et à son aplatissement par l'extérieur d'un cal exubérant ? — Ou bien encore n'existe-t-il pas de compression, et n'aurait-on pas affaire soit à une irritation du nerf par une pointe osseuse ou une esquille, soit même à une simple dégénérescence de l'organe, à un névrôme ?

Telles sont les hypothèses qui peuvent se présenter à l'esprit du chirurgien en présence d'un cas de cette catégorie.

La compression d'un filet nerveux par l'extérieur du cal est mise hors de doute par plusieurs observations qui ont eu le contrôle de l'examen anatomique (obs. I, IV, V, etc.). Mais d'après ces mêmes faits, il est facile de voir que les accidents observés ne sont pas seulement imputables à cette compression. Elle n'est, en effet, que le point de départ, la cause, d'une dégénérescence de la portion du nerf aplatie par l'exubérance du cal.

Dans le cas qui nous a été communiqué par M. Trélat, on a trouvé au milieu d'un tissu cellulaire condensé, devenu presque tissu fibreux, et repoussé par la saillie d'un fragment, *un cordon nerveux qui s'étalait sous forme de ganglion, ou plutôt d'une sorte de plexus nerveux fortement uni par du tissu cellulaire.* On avait sous les yeux la branche antérieure du radial qui avait subi les modifications que nous venons de signaler et se présentait presque avec l'apparence d'un nevrôme, de coloration blanc grisâtre. Cette altération se trouve notée dans presque toutes les observations, où le cal douloureux trouvait sa cause dans une blessure nerveuse, partout *le nerf est signalé comme hypertrophié* (obs. I, IV, V, etc.). Quel est le travail pathologique qui s'est accompli depuis la fracture et qui a entraîné cette dégénérescence du tronc nerveux en rapport avec les fragments ? On comprend qu'il est difficile de suivre ce processus pathologique, mais on peut comparer ce qui doit se passer dans ces cals, avec ce qui a lieu ordinairement après les blessures des nerfs. La conséquence la plus fréquente de ces lésions est une névrite subaiguë ou chronique dont les symptômes se rapprochent énormément de ceux que nous avons assignés aux cals douloureux. On peut, du reste, en juger par la description qu'en donne M. Weir Mitchell (1), qui lui a consacré un chapitre dans son livre sur les lésions des nerfs. « Lorsque la maladie est ancienne, dit cet auteur, elle amène des altérations organiques, telles que l'atrophie de la peau, l'altération des ongles, l'œdème et quelquefois la sclérodermie. La douleur est obtuse et elle est moins exactement limitée à la direction

(1) V. Mitchell. Des blessures des nerfs et de leurs conséquences. Trad. Dastre. Paris, 1874, p. 70.

du nerf que celle de la névralgie ; elle est susceptible de s'accroître la nuit et de présenter des paroxysmes périodiques ; la rémittence est cependant plus fréquente que l'intermittence vraie. »

« Tout ce qui excite la circulation exalte la douleur et rallume la souffrance. C'est là un fait si constant que le repos absolu constitue une condition indispensable du traitement. »

Quant au point de départ de cette névrite, il se trouverait dans la blessure du nerf au moment de la fracture, blessure que semblent, du reste, indiquer les douleurs violentes qui accompagnent toute la durée de la consolidation.

La dégénérescence du nerf comprimé serait donc vraisemblablement la conséquence de cette névrite chronique, qui entraîne des altérations pathologiques identiques à celles que l'on retrouve dans les cals douloureux. « Il y a tendance à l'induration et à l'hypertrophie du tissu conjonctif; de plus il est de règle que l'altération procède de la périphérie vers les centres plutôt qu'en sens inverse. La conséquence est un accroissement du tissu fibreux, un épaississement de la gaîne et par suite une atrophie plus ou moins complète des tubes nerveux, portant principalement sur la matière médullaire, et réduisant la fibre nerveuse à une baguette unie, facile à distinguer sur le tissu inégal qui l'entoure. »

« *Accroissement de volume*, *prolifération du tissu conjonctif*, *destruction des tubes nerveux*, telles sont les conséquences ordinaires de la névrité chronique. » (Weir Mitchell) (1).

(1) *Loc. cit.*, p. 73.

On pourrait penser, au premier abord, que l'emprisonnement d'un filet nerveux dans l'intérieur d'un cal doit être une cause fréquente des accidents qui nous occupent. Les faits nous montrent, cependant, cet emprisonnement comme rare, et certains auteurs n'acceptent même pas l'hypothèse de la compression du nerf emprisonné, par la substance osseuse. M. Reuillet, s'appuyant sur les expériences de son maître M. Ollier, croit pouvoir admettre comme vraie la proposition générale suivante : « Le cal ne comprime pas les nerfs *sains* englobés par lui » (1). Si en effet, cette compression devait s'exercer, ce serait au début pendant la formation du cal, et non pas après son ossification complète. C'est ce qui paraît s'être produit dans le cas que nous avons cité plus haut, d'après Nicod.

M. Ollier a montré sur les animaux que presque toujours, dans ces cas, la cicatrice formait aux nerfs un canal osseux ; « elle les englobe comme une substance inerte, sans les gêner dans leurs fonctions » (2). Il s'agit, bien entendu, des nerfs sains ; mais qu'arriverait-il si ceux-ci étaient malades, contus ou irrités, de manière à provoquer un gonflement inflammatoire?

Il est possible que la compression s'exercerait alors de dedans en dehors ; les tubes nerveux viendraient eux-mêmes s'étrangler contre le conduit rigide du cal. C'est là du moins ce qui nous paraît théoriquement devoir se produire, et un cas de M. Ollier (cité par

(1) Reuillet. Des paralysies du membre supérieur liées aux fractures de l'humérus. Paris, 1869, p. 27.

(2) Ollier. Traité de la régénération des os. T. II.

Reuillet) semble en apporter la preuve clinique. (Obs. IV.)

Voici l'état dans lequel fut trouvé le nerf emprisonné dans le cal, chez le malade opéré par le chirurgien de Lyon. « Je vis alors, dit M. Ollier, que *le nerf renflé comme un ganglion dans la moitié supérieure de la gouttière que j'avais creusée, était étranglé par une pointe osseuse* obliquement située et paraissant provenir du fragment inférieur. »

« A ce niveau, le nerf était serré comme dans une ligature ; il avait 3 millim. d'épaisseur, tandis que la partie renflée et située au-dessus avait 1 centimètre » (1).

Nous nous retrouvons alors en présence du même travail pathologique que dans le cas précédent ; il s'est produit une névrite chronique sous l'influence de l'irritation constante entretenue par la production osseuse signalée dans l'observation.

C'est encore ce qui arrive dans le cas où le nerf se trouve soumis à une irritation continuelle par une esquille ou tout autre corps étranger en dehors du cal ; comme cela a eu lieu chez un homme dont l'observation est rapportée par M. le professeur Verneuil dans la thèse d'agrégation de M. Tillaux. (Obs. VI.)

L'irritation par une épine osseuse n'est peut-être pas indispensable pour la production de cette inflammation ; mais on sait combien est obscure la question de la névrite spontanée, et il est encore impossible de lui assigner des causes bien précises. Cependant, il est probable qu'elle aura d'autant plus de chances de

(1) Ollier. Obs. présentée à l'Acad. de méd. Rapport de Michon, 1865.

se produire que le nerf aura déjà été contus au moment du traumatisme.

On peut encore faire rentrer dans la même catégorie les cals douloureux dont on trouvait l'explication toute naturelle dans la formation d'un névrôme au point lésé du nerf. Tel est, par exemple, le cas de Swan, cité par John Hamilton (1) dans son mémoire sur les effets des blessures des nerfs. « Quand un nerf a été coupé ou blessé, dit l'auteur que je viens de citer, il devient quelquefois le siége de petites tumeurs bulbeuses. Swan décrit une tumeur de ce genre, à son début, survenue après une déchirure du nerf sciatique par un fragment fracturé. » On retrouve ici la même altération anatomique que dans les deux observations de MM. Trélat et Ollier, où le nerf contus était devenu le siége d'un renflement ganglionnaire.

Les douleurs ne sont pas toujours dues à la seule présence du névrôme, puisque, dans les observations que nous venons de citer, il a suffi, pour les faire disparaître, de dégager le renflement nerveux. Il est donc probable que ce dernier était simplement devenu le point de départ d'une irritation continuelle qui entretenait une névrite chronique. C'est, comme nous le verrons plus loin, le même phénomène qui se produit dans les moignons douloureux.

Telles sont les différentes lésions des nerfs qui peuvent, après la consolidation des fractures, devenir la cause de douleurs persistantes dans le cal. Mais les trouvera-t-on dans tous les cas de cals douloureux ? C'est ce que nous allons rechercher.

(1) *Archives gén. de méd. et chir.*, t. II, p. 174, 2e série. Extrait du *Dublin Journ. of med. sc.* March, 1838.

Nous avons vu par la symptomatologie que, dans un certain nombre de faits, la raison anatomique de ces douleurs n'apparaît pas immédiatement, et c'est pour cette seconde catégorie que les auteurs ont proposé des explications si différentes.

Théden trouvait la cause de ses souffrances dans la gêne apportée par le cal à la circulation du périoste et de la moelle ; « je sentais parfaitement, dit-il, l'impulsion des liqueurs sur le cal » (1).

M. Gosselin, dans ses cliniques, croit à la persistance d'un travail inflammatoire, à la continuation de l'ostéite de consolidation, mais d'une ostéite spéciale qui ne prend jamais la forme suppurative, et qui n'a pas de tendance à la prendre. Le seul caractère de cette ostéite serait la persévérance et l'intensité de la douleur, à laquelle il reconnaît aussi une forme spéciale, qui lui fait désigner sous le nom d'*ostéite à forme névralgique* l'ensemble de ces phénomènes pathologiques (2).

Si cette hypothèse est admissible au début, c'est-à-dire pendant les premiers mois qui suivent la consolidation complète, il n'en est plus de même à une période plus avancée, lorsque plusieurs années se sont écoulées. M. Gosselin lui-même en a jugé ainsi, car il modifie sa terminologie et se sert du mot *ostéo-névralgie*, « lorsqu'il est difficile de croire à la persistance du travail inflammatoire en l'absence de suppuration et de gonflement nouveau. » Le savant professeur ajoute, du reste, qu'il lui est impossible

(1) Théden. *Loc. cit.*
(2) Cliniques de la Charité, t. II, p. 266.

de donner du phénomène une explication anatomique ou physiologique satisfaisante.

Nous ne serons peut-être pas plus heureux que M. Gosselin, mais il nous paraît difficile d'admettre cette ostéite spéciale, même au début. Elle ne se révèle, en effet, par aucun des signes des inflammations ordinaires, ni chaleur, ni rougeur, ni gonflement; la douleur elle-même ressemble peu à la tension douloureuse qui accompagne un travail inflammatoire. Quelle serait, du reste, la cause de la persistance de cette ostéite? Pourquoi n'aurait-elle pas la même durée dans toutes les fractures? Il est vrai que M. Gosselin fait remarquer que cet accident est précédé d'un retard de consolidation, mais il n'a pas indiqué le lien qui pouvait exister entre ces deux phénomènes.

Guyot (1) recherche, lui aussi, à propos de sa première observation, la cause de ces douleurs, et il se demande si « le cal n'était pas entretenu dans un état permanent de travail inflammatoire chronique, passant à l'état aigu par les mouvements, les fatigues et surtout les spasmes musculaires. » Puis il ajoute : « Mais si le cal est solide, que font sur lui toutes ces actions? » — C'est alors qu'il suppose le mal résidant dans les parties molles environnantes, et dans ce cas encore il se demande « pourquoi ces douleurs sympathiques du genou, souvent plus violentes que celles qui se faisaient sentir au niveau du cal? N'est-ce pas un principe rhumatismal ou goutteux qui se serait établi là par l'action particulière des eaux minérales « employées dans le traitement? »

(1) Guyot. *Arch. gén. de méd. et chir.* Février, 1836.

Là au moins il y aurait une cause à la persistance de ce processus inflammatoire chronique : ce serait l'influence d'un état général, d'une diathèse rhumatismale qui se ferait sentir sur les tissus fibreux avoisinant la cicatrice osseuse comme sur tous les autres tissus semblables.

Nous avons, d'ailleurs, dit plus haut que ces trois cas de Guyot nous paraissaient difficiles à interpréter. Il est, en effet, difficile de ne pas admettre, dans l'observation du premier malade, qui nous sert de type, des poussées successives d'inflammation ; on en retrouve tous les signes : gonflement, rougeur, chaleur, empâtement douloureux, symptômes qui font absolument défaut dans les observations de M. Gosselin. Mais quelle est la cause de cette inflammation ? Quel est son siége ?

La marche de ce processus inflammatoire, qui dure pendant quatre années, sans aboutir à la suppuration, et qui cesse assez subitement sous l'influence des révulsifs, semble faire reconnaître un élément rhumatismal. Aussi, malgré la forme de la douleur, admettrons-nous — ne pouvant en proposer de meilleure — l'explication de Guyot pour les trois faits qu'il rapporte.

Pour les autres cas, nous n'accepterions l'influence de la goutte et du rhumatisme que comme cause prédisposante, et nous serions porté à croire à l'existence d'une autre cause plus directe et plus locale. En cela, nous nous rapprocherions plutôt de l'opinion de Malgaigne qui voyait dans ces cals douloureux une grande analogie avec ce qui se passe dans certaines cicatrices.

Il est vrai, ce n'est que reculer le problème, car la cause anatomique des douleurs, dont celles-ci sont le siége, est encore assez obscure ; cependant certains faits paraissent indiquer qu'il y a encore là une compression de filets nerveux par le tissu cicatriciel qui est essentiellement rétractile. C'est ainsi que l'on explique l'apparition des douleurs coïncidant surtout avec les variations atmosphériques. Cette hypothèse a, depuis longtemps déjà, été présentée par Delpech dans un mémoire sur l'utilité de la section des nerfs dans certains cas(1). Il rapporte, entre autres observations à l'appui de sa théorie, l'histoire d'un jeune militaire qui, ayant reçu une balle dans la jambe, éprouva, longtemps après l'extraction du projectile, une douleur intense sur le trajet du tibial postérieur remontant jusqu'à la cuisse et descendant jusqu'aux orteils. La section du nerf au-dessus de la cicatrice amena l'entière guérison.

Delpech donne l'explication suivante de ces douleurs : « Le nerf intéressé dans une blessure souffre seulement par les violences qui résultent pour lui de la condensation progressive du tissu inodulaire, que nous avons démontré être éminemment coarctescible. » Cette explication est, du reste, encore admise pour certains cas de cicatrices douloureuses, mais, le plus souvent, cet emprisonnement se complique d'une dégénérescence de l'organe, analogue à celle que nous avons signalée plus haut pour la première catégorie de nos cals douloureux.

C'est surtout pour les cicatrices de moignons que

(1) Delpech. *Revue médicale*, 1832, t. I.

cette étude a été faite; les premiers observateurs avaient remarqué que fréquemment les douleurs persistantes dans les membres amputés coïncidaient avec des renflements, quelquefois considérables, des troncs nerveux coupés. On n'avait pas tardé à attribuer à cette espèce de névrôme la cause de ces douleurs, et de là on fit facilement découler une indication thérapeutique. Mais une étude plus approfondie de la nature de ces tumeurs fit reconnaître qu'elles sont principalement formées par des masses de tissu conjonctif sur lesquelles rampent les filaments nerveux et que très-souvent on les accuse à tort des névralgies qui s'observent dans les moignons. M. Weir Mitchell a rencontré ces tumeurs dans tous les moignons qu'il a examinés, et les considère comme des accidents inévitables; de plus, comme le fait très-bien remarquer cet auteur, les douleurs ne cèdent pas toujours à l'ablation de ces névrômes et quelquefois même à une nouvelle amputation du membre. Pour lui, elles trouveraient leur origine dans une autre altération des nerfs.

« D'après mon expérience personnelle, dit M. Weir Mitchell et en remontant aussi loin que possible dans mes souvenirs, je crois pouvoir affirmer que les névralgies persistantes des moignons n'existent jamais sans une sclérose des nerfs, ayant son point de départ dans une névrite et tendant à se propager vers les centres » (1).

Ainsi s'expliquerait la persistance des douleurs après

(1) Cette névrite chronique *ascendante* à la suite des blessures des nerfs, a été admise longtemps avant le travail de M. Weir Mitchell, par M. Duménil (de Rouen), qui a publié, en 1866, dans la *Gazette hebdomadaire*, plusieurs observations de paralysies éloignées

la section au-dessus du nevrôme ; l'altération suivant une marche ascendante, elle continuerait à envahir le nerf après l'opération et remonterait progressivement jusqu'aux centres. Le renflement terminal de la cicatrice ne serait que le point de départ de cette névrite qui pourrait être déterminée par un coup ou par un simple froissement du moignon sur la jambe artificielle. On a vu encore les douleurs apparaître pendant une attaque de rhumatisme aigu, et une autre fois pendant un accès de fièvre intermittente.

Cette théorie du Dr Weir Mitchell, qui rattacherait toutes les névralgies des moignons à une névrite, a peut-être le tort d'être trop généralisée ; mais elle rend bien compte, dans certains cas, des phénomènes observés. M. le professeur Vulpian, dans la préface dont il a honoré le livre du chirurgien américain, reconnaît que, « si l'on peut quelquefois rattacher les névralgies à la névrite, il est bien probable que souvent elles reconnaissent, au moins en partie, une autre cause. » Plus loin il ajoute que, « suivant toute vraisemblance, il se produit dans ces cas une modification morbide de la substance grise des régions de la moelle, d'où naissent les nerfs sectionnés. Cette modification morbide, dans certains cas d'amputation, entretient la névralgie, même lorsque l'irritation inflammatoire des extrémités

consécutives à des lésions périphériques des nerfs, survenues à la suite d'une simple compression du sciatique.

C'est ainsi que les paralysies qui apparaissent quelquefois du côté opposé à la lésion, et que M. Duchenne (de Boulogne) appelle *paralysies réflexes*, trouvaient déjà, pour M. Duménil, leur explication dans une névrite chronique débutant au niveau du point lésé et remontant jusqu'aux centres nerveux. Ceux-ci subissent alors des modifications anatomiques encore inconnues et deviennent le point de départ des phénomènes paralytiques.

des nerfs du moignon a disparu, et c'est pour cela que la section de ces nerfs, faite pour remédier à cette névralgie, peut ne pas produire une guérison durable et parfois même ne pas déterminer un soulagement momentané. »

Si nous nous sommes occupé aussi longuement des névralgies des moignons, et si nous avons cherché quelle pouvait en être la cause intime, c'est que nous sommes persuadé qu'il se produit dans les cals douloureux un processus pathologique tout à fait semblable, et cela même dans les cas où la raison anatomique paraît obscure.

La symptomatologie semble bien indiquer, en effet, qu'il y a eu, au moment de la fracture, une blessure nerveuse. La douleur violente signalée après l'accident, les souffrances excessives qui accompagnent dans presque tous les cas la consolidation osseuse (obs. XII, XIII, XIV, etc.) et surtout les spasmes, les crampes et les fourmillements (obs. XIII), doivent faire penser qu'il y a eu là lésion d'un filet nerveux.

Le retard de consolidation noté par M. Gosselin dans les fractures avec cals douloureux est lui-même très-explicable si l'on admet l'altération d'un nerf. La santé générale, nous l'avons vu, peut être ébranlée par la violence des douleurs, et la cicatrisation osseuse en éprouve le contre-coup ; mais on peut aussi voir là un trouble de nutrition plus direct, lié à la blessure nerveuse ; c'est du moins ce qui paraît ressortir de certains faits analogues à celui que publie M. Th. Evelyn Little dans *Irish hospital Gazette* (1).

(1) Thomas-Evelyn Little. In *Irish. hospital Gazette.* July, 1874, p. 215. (Compte-rendu in Journ. Hayem. Octobre 1874.)

Il rapporte l'examen anatomique d'une fracture de l'humérus non consolidée, examen fait deux ans après l'accident. L'auteur étudie les modifications pathologiques survenues au niveau du cal et signale une altération du nerf radial, qui a été contus par les fragments. *Ce tronc nerveux présentait un gonflement fibreux ressemblant à un névrôme* et adhérait intimement à l'extrémité du fragment supérieur. Les articulations sous-jacentes à la fracture étaient ankylosées ; les os du poignet et de la main avaient subi une atrophie considérable, ils étaient aussi tellement ramollis qu'ils cédaient à la pression ; les muscles de l'avant-bras étaient très-atrophiés et avaient subi la dégénérescence graisseuse. Les lésions dégénératives étaient beaucoup plus prononcées dans la sphère de distribution du nerf radial.

L'auteur se demande si la blessure de ce dernier nerf n'a pas contribué dans une mesure appréciable à empêcher la consolidation de la fracture.

Nous nous trouvons donc là dans les mêmes conditions que dans un membre amputé ; la seule différence se trouve dans la nature de la blessure. D'un côté nous avons une section complète par un instrument tranchant, de l'autre une déchirure plus ou moins irrégulière ou une simple contusion. Les accidents inflammatoires devront aussi bien se produire, peut-être mieux dans le second cas que dans le premier.

Ceci admis, on comprend que tous les phénomènes pathologiques signalés dans les moignons douloureux doivent se retrouver dans les cals qui font le sujet de cette étude. Aussi on sera moins surpris des paralysies éloignées, signalées dans l'observation de M. Larrey (obs. XI) et coïncidant avec une névralgie spasmodique d'un cal.

Une objection qui ne manquerait pas d'être faite à notre hypothèse, c'est que, si l'on admet une blessure nerveuse, on devrait toujours constater d'autres accidents que les douleurs : soit des paralysies, soit des troubles de nutrition. Nous ferons d'abord remarquer qu'il est des cas non douteux de cals douloureux, par lésion d'un nerf, où ces accidents font absolument défaut (obs. I). Il n'est pas rare, du reste, de voir certaines affections des nerfs — et la névrite subaiguë est de celles-là — n'ayant pour toute manifestation que des douleurs névralgiques. La raison de la différence de gravité des complications de certains cals douloureux se trouverait dans le degré de la lésion primitive. Enfin, pour que ces troubles de motilité ou de nutrition se montrent, il faut supposer la blessure d'un tronc nerveux assez important qui ait sous sa dépendance un certain nombre de muscles.

Pour nous résumer, nous pouvons dire que, *d'une manière générale, les cals douloureux ont pour cause anatomique une altération nerveuse* (inflammation ou dégénérescence), *consécutive à la blessure des nerfs voisins par les fragments fracturés. Mais cette altération peut très-bien être déterminée ou entretenue par l'irritation d'une pointe osseuse ou par l'irrégularité du cal.* Nous devons cependant ajouter qu'il existe certains faits (les trois cas de Guyot par exemple) qui nous ont paru échapper à l'explication que nous voudrions donner des autres.

En terminant ce chapitre de pathogénie, il nous faut

signaler certaines causes générales dont l'influence ne peut être niée, et qui peuvent déterminer l'apparition des accidents. Nous avons déjà parlé du rhumatisme, de la goutte, des fièvres palustres, il faut ajouter la syphilis.

D'autres fois les souffrances succèdent à une variation dans l'état atmosphérique ; dans d'autres circonstances la cause déterminante est toute locale : un coup, une pression trop forte, la fatigue, etc., peuvent décider l'apparition des douleurs ; dans un cas, celui de M. Larrey, on les a vues augmenter par l'application de l'électricité.

PRONOSTIC.

Si l'affection qui nous occupe a pu quelquefois rendre l'amputation du membre malade nécessaire, ce n'est heureusement que dans des cas extrêmement rares, et le plus souvent les douleurs finissent par céder à des médications moins énergiques.

Il est d'ailleurs utile de savoir que, dans certains cas très-rebelles, ce moyen radical pourrait ne pas toujours être suivi de succès. Si on en juge, en effet, par ce qui est arrivé pour quelques moignons douloureux, des récidives se produiraient après l'amputation. Nous avons eu déjà l'occasion de signaler ces faits qui viennent à l'appui de la théorie de la *névrite ascendante* de Duménil et Weir Mitchell.

Ces cas exceptionnels mis de côté, le pronostic des cals douloureux n'en reste pas moins très-sérieux, tant par la persistance et la violence des douleurs qui peuvent altérer la santé, que par les complications qui surviennent quelquefois dans la motilité ou la nutrition du membre.

Ces derniers accidents se montrent surtout lorsque l'affection a bien nettement pour cause une altération nerveuse, et ils en sont même la preuve la plus évidente.

Le plus souvent ce sont des paralysies des muscles placés sous la dépendance du nerf lésé ; d'autres fois, mais rarement (obs. XI), elles se montrent loin du cal et même du côté opposé.

Les paralysies les plus fréquentes, celles qui se montrent au-dessous de la fracture, paraissent plus directement liées à l'altération du nerf, et sont dues soit à une interruption dans le conducteur nerveux, soit à l'atrophie des fibres musculaires par troubles de nutrition. Quelle qu'en soit, du reste, la cause, le résultat est toujours le même ; dans les deux cas la dégénérescence de la fibre musculaire se produit.

Ces paralysies, dans lesquelles les muscles ont perdu leur contractilité électrique, persistent très-longtemps, et malgré tous les traitements l'impuissance du membre est toujours très-longue, si elle n'est pas définitive.

Les autres altérations de nutrition pouvant accompagner les douleurs sont moins graves et elles cèdent en général plus facilement au traitement.

Comme nous l'avons déjà dit, la douleur seule peut, dans certains cas de cals douloureux, être tellement violente qu'elle enlève le sommeil et trouble ainsi la santé du malade. Elle met cependant très-rarement la vie en danger, et le plus souvent toute la gravité de l'affection réside dans les souffrances plus ou moins grandes qu'elle fait endurer.

La guérison est la règle, mais elle arrive quelquefois après un temps très-long. Telle est l'opinion de M. Gosselin. « Quant au pronostic, dit ce professeur, j'espère, en m'appuyant sur quelques faits analogues, que cette sensibilité anormale disparaîtra avec le temps. Mais faudra-t-il encore une, deux ou trois années ? Je ne saurais le dire. »

DIAGNOSTIC ET INDICATONS THÉRAPEUTIQUES.

Le diagnostic ne présente pas, en général, de grandes difficultés. Il ne faut cependant pas confondre l'affection à laquelle nous avons donné le nom de cal douloureux avec différents accidents de la consolidation qui entraînent des souffrances quelquefois considérables. C'est ainsi qu'on devra la distinguer d'un simple retard de cicatrisation ou d'un séquestre invaginé du cal.

La méprise ne pourra être commise pour la consolidation imparfaite, puisqu'il suffira de s'assurer de la solidité de la cicatrice ; l'inflammation avec toutes ses conséquences empêchera la confusion avec les accidents résultant de la présence d'un séquestre. C'est ce qui est arrivé à M. le professeur Richet, dans un cas qu'il rapporte dans ses cliniques. « Je fus appelé, il y a deux ans, dit ce professeur, pour voir un jeune homme qui, sept années auparavant, s'était cassé la jambe en tombant de cheval. La fracture avait été comminutive, et la consolidation n'avait été complète que longtemps après l'accident, à cause d'une interminable suppuration. Cependant il était bien guéri, puisqu'il pouvait parfaitement se servir de sa jambe; il avait seulement conservé un cal énorme. Ce cal n'avait jamais été douloureux. Il y a deux ans, donc, c'est-à-dire sept ans après l'accident, je fus appelé près de ce jeune homme. Après une partie de chasse, la jambe fracturée était devenue le siége d'un gonflement considérable, rouge et douloureux ; des accidents généraux s'étaient manifestés; malaise, fièvre, agitation, vomissements. Il n'y avait pas de suppuration. Je pensai, j'émis l'opinion que nous avions affaire à un cal douloureux et j'instituai un traitement approprié (irrigation continue d'eau fraîche) » (1).

Plus tard, un abcès se formait et avec le stylet on tombait sur un séquestre mobile.

On peut voir, par l'observation qui précède, qu'il existait dans ce cas un cortége inflammatoire, qui fait absolument défaut dans l'affection à laquelle nous avons donné le nom de cal douloureux.

Nous signalerons encore, mais seulement pour mémoire, les cicatrices osseuses exubérantes, indiquées par Laugier, et pouvant faire souffrir le malade par la distension de la peau, lorsque la fracture siége sur un os superficiel, le tibia par exemple (2).

Dans quelques cas extrêmement rares, les douleurs pourraient être aussi sous la dépendance d'une altération organique de l'os, cancer, etc.; l'état général et les symptômes propres à ces différentes affections permettront d'attribuer le mal à sa véritable cause.

(1) *Progrès médical*, 28 février 1874. Leçon recueillie par Longuet.
(2) *Loc. cit.* Thèse de concours, 1841.

Si les erreurs que nous venons d'indiquer pouvaient être faites, ce serait surtout en présence de cals douloureux analogues à ceux observés par Guyot, qui s'écartent beaucoup du cadre que nous avons tracé à cette affection.

A propos de la question de diagnostic, se présente naturellement celle de l'intervention chirurgicale.

Dans quels cas devra-t-on recourir à une opération ?

D'après les faits que nous publions, on peut facilement diviser les cals douloureux en deux catégories. Dans la première nous placerons ceux qui présentent en dehors du symptôme douleur, des complications du côté de la sensibilité, de la motilité et de la nutrition (obs. Ollier, Trélat, etc.). Dans la seconde seront réunis tous ceux qui n'offrent, comme symptôme principal, que des douleurs névralgiques.

Pour les cas de la première catégorie, comme tous les phénomènes observés sont manifestement sous la dépendance d'une altération *profonde* d'un nerf, entretenue par une irritation constante, partie de la cicatrice, nous croyons qu'il sera toujours indiqué de faire disparaître cette cause d'irritation, en dégageant le nerf, lorsque des troubles graves de sensibilité, de motilité ou de nutrition en seront la conséquence.

On ne peut guère, en effet, espérer une modification dans l'état anatomique du cal, et les accidents persisteront aussi longtemps que durera cette cause d'irritation qui empêche la réparation des tubes nerveux. D'un autre côté, il est bon d'opérer le plus promptement possible, car plus on attendra, plus les altérations de nutrition deviendront profondes et plus elles auront de difficulté à se réparer. L'atrophie musculaire, par exemple, conséquence de la lésion nerveuse, sera d'autant plus considérable qu'on s'éloignera davantage du début des accidents ; ainsi, si l'opération a été tardive, il faudra encore, après la régénération des tubes nerveux, laisser le temps aux fibres musculaires de se reproduire pour obtenir le retour de la motilité, ce qui, du reste, explique pourquoi la sensibilité reparaît toujours plus vite que le mouvement.

Les résultats obtenus par MM. Denucé, Ollier, Trélat, etc., sont assez satisfaisants pour qu'on ne craigne pas d'intervenir en présence de cas semblables. Il importe peu, d'ailleurs, de savoir quelle a été la lésion primitive lorsqu'il existe des douleurs, qui révèlent l'existence d'une névrite, dont le point de départ doit se trouver dans l'irritation de la partie lésée.

Pour les cas de notre seconde catégorie, on n'est pas autorisé à mettre aussi facilement la cicatrice osseuse à nu. Les conséquences sont, en effet, moins graves que dans les cas précédents et l'expérience montre que ces douleurs peuvent céder à des traitements moins énergiques.

On peut donc commencer par leur appliquer le traitement dirigé habituellement contre les névralgies.

On devra tout d'abord s'adresser aux injections sous-cutanées de morphine ou aux frictions avec des liniments chloroformés ou opiacés. M. Gosselin a vu quelquefois la compression du membre, au moyen d'un bandage roulé, amoindrir sensiblement la douleur; M. Tillaux, dans un cas (obs. VIII), a obtenu un bon résultat du massage uni aux frictions.

Ces premiers moyens essayés, on pourra avoir recours aux révulsifs qui ont donné plusieurs cas de guérison. Les Drs W. Mitchell et Keen citent l'exemple suivant. Un malade, en tombant d'une hauteur de quarante pieds environ, se fractura l'os coxal au niveau de l'échancrure sciatique. Le nerf sciatique fut probablement lésé au point où il émerge du bassin, et il en résulta une névralgie très-intense dans sa sphère de distribution. Des vésicatoires successifs en eurent cependant raison. Le malade guérit complètement.

Guyot a, lui aussi, appliqué avec succès, chez ses trois malades, des vésicatoires volants, puis des cautères sur la région douloureuse; en même temps, il est vrai, il conseillait l'immobilité complète.

M. Tillaux a employé, dans un cas (obs. IX), la cautérisation au fer rouge.

Enfin, dans le cas de névralgie rebelle, on peut tenter la résection du nerf lésé. Cette opération a été faite avec succès chez l'homme dont l'observation est rapportée par M. W. Mitchell (obs. XVI).

Le traitement doit s'étendre aussi aux accidents qui peuvent accompagner les cals douloureux. Ce sont les paralysies que l'on a le plus souvent à combattre et nous avons dit qu'elles étaient toujours très-rebelles à la médication ; nous savons même par un cas (obs. Larrey) que l'emploi de l'électricité peut quelquefois réveiller les douleurs. On devra cependant l'employer, car ce moyen a réussi entre les mains de différents chirurgiens. M. Ollier, par exemple, a obtenu assez rapidement, chez le malade de l'observation IV, le retour de la motilité dans les muscles de l'avant-bras par l'emploi de la faradisation.

OBSERVATIONS.

Observation I. — Fracture de l'épitrochlée. — Névralgie consécutive du nerf cubital. — Guérison par la résection d'une épine osseuse. — (Denucé (de Bordeaux) art. *Coude, Dict. de méd. et chir. pratiques*, 1868.)

Un homme tombe sur le coude, le bras écarté du tronc. Le coup porte sur la région épitrochléenne. On ne constate pas de fracture. Le malade guérit, mais conserve *une névralgie intolérable* du nerf cubital. Trois mois après il entre dans mon service, demandant à une opération la guérison de sa névralgie. Je constate une déformation de l'épitrochlée : une incision est pratiquée.

L'épitrochlée et le nerf cubital sont mis à nu. Ce dernier était hypertrophié et appuyé contre une épine osseuse, produite par l'épitrochlée consolidée dans une position vicieuse. La partie saillante de l'os fut réséquée et le malade guérit complètement de sa névralgie.

Obs. II. — Fracture de l'avant-bras. — Compression du médian par la pointe du fragment inférieur. — Douleurs névralgiques un an après, persistance de ces douleurs malgré la résection de la pointe osseuse. (Franck Hamilton (de Buffalo). *Fractures and dislocations*, Philadelphie. — Reproduite par Reuillet, thèse 1869.)

Franck Hamilton rapporte un cas dans lequel le nerf médian repoussé en avant par le fragment inférieur, fut mis à l'abri de la compression par la résection de la pointe osseuse. Un an après l'opération, l'état du membre était le même, l'avant-bras et la main étaient complètement paralysés et *de temps en temps très-douloureux*.

« Le fragment inférieur agissait seul et comprimait le nerf ou lui faisait subir des contusions répétées toutes les fois qu'un mouvement brusque ou une pression anormale se produisait à ce niveau : la persistance des douleurs avant la résection provenait évidemment de la continuation de la cause et de ses exagérations momentanées. Quant aux douleurs que la malade éprouvait encore un an après, auraient-elles la même origine, je veux dire toujours la pression exercée par le fragment incomplètement réséqué? Ou bien tenaient-elles, au contraire, à une affection organique du nerf déterminée par les contusions que lui faisait subir la pointe osseuse? » Telles sont les questions que se pose M. Reuillet. Il paraît croire plutôt à une altération du nerf analogue à celle des moignons, aux névrômes douloureux. Nous croyons aussi, en rapprochant ce cas des autres observations de compression par le cal, qu'une dégénérescence du nerf a dû se produire sous l'influence de ces irritations répétées ; mais il est probable aussi que les mouvements de flexion et d'extension de l'avant-bras provoquaient des frottements à la surface du névrôme et entretenaient ainsi un certain degré d'inflammation du nerf.

Obs. III. — Fracture de jambe. — Amputation nécessitée deux ans après l'accident par les douleurs névralgiques dont le cal était le siége. (Smith *Dubl. Journal of. med. sc.*, XV. 1839.) Citée par Reuillet.

Smith présente à la Société pathologique de Dublin la préparation suivante tirée du musée de l'hôpital de Richmond : Fracture oblique des deux os de la jambe, guérie avec difformité considérable. Le nerf tibial antérieur avait été déchiré en travers. Le bout supérieur était adhérent avec le fragment supérieur du tibia, tandis que le bout inférieur adhérait en même temps au tendon des extenseurs et à l'extrémité du fragment inférieur. *Des douleurs névralgiques intenses s'étendant depuis le genou jusqu'à la fracture, avaient rendu l'amputation nécessaire, deux ans après l'accident.* Au-dessous de la fracture le membre n'avait presque plus de sensibilité.

Obs. IV. — Fracture de l'humérus. — Cal douloureux dû à la compression et à l'altération du nerf radial. — Dégagement du nerf par opération chirurgicale. — Guérison. — (Ollier ; présentée à l'Académie de médecine, rapportée par Reuillet, in thèse 1869.)

Cette observation est assez connue pour que nous nous dispensions d'en donner les détails.

Homme de 22 ans; fracture de l'humérus à la réunion des 2/5 inférieurs avec les 3/5 supérieurs. Issue du fragment inférieur à travers la peau, réduction le soir même de l'accident. Appareil amidonné pendant quarante jours. Dans les premiers jours *douleurs vives lancinantes* au niveau de la fracture. A la levée de l'appareil, paralysie complète des extenseurs.

Quatre mois après le malade est adressé à M. Ollier, cal irrégulier parfaitement solide. Atrophie de l'avant-bras; paralysie des extenseurs. Le nerf présentait une sensibilité douteuse au-dessous du cal, absence complète à son niveau, *douleurs très-vives réveillées par la pression au-dessus de lui.*

Diagnostic posé, compression du nerf entre les fragments osseux et plus tard dans le cal.

Opération six mois après l'accident, après avoir essayé les autres moyens thérapeutiques.

Dégagement du nerf, on sculpte dans l'os une large gouttière.

« Je vis alors, dit M. Ollier, *que le nerf renflé comme un ganglion dans la moitié supérieure de la gouttière* que j'avais creusée, était étranglé par une pointe osseuse obliquement située et paraissant provenir du fragment inférieur..... A ce niveau le nerf était serré comme dans une ligature; il avait 3 millim. d'épaisseur, tandis que la partie renflée et située au-dessus avait 1 centim. »

Un an après l'opération : atrophie avait disparu, les mouvements des membres étaient rétablis, plus de douleurs.

Nous avons surtout rapporté la partie anatomo-pathologique de l'observation, parce que nous retrouvons là l'altération du nerf signalée dans les observations analogues de compression avec irritation par une pointe osseuse du cal. (*Voir* l'obs. Trélat.)

Obs. V. — Fracture de l'humérus droit. — Compression du nerf radial. — Cal douloureux. — Paralysie des muscles de l'avant-bras. — Opération : dégagement du nerf. — Disparition des douleurs. — (Observation due à l'obligeance de M. le professeur Trélat, recueillie par M. Chevalet, interne des hôpitaux). — Extrait de l'observation que nous possédons.)

Ch. Théodule, âgé de 8 ans, s'est fracturé le bras dans une chute le 27 août 1873. (Fracture de l'extrémité inférieure de l'humérus droit.) On plaça le membre dans un appareil inamovible pendant cinq semaines; au bout de ce temps la fracture était consolidée, mais on s'aperçut que le poignet ne pouvait plus s'étendre et que les mouvements du coude étaient difficiles et douloureux. Ce dernier accident fut combattu avec succès par l'exercice et les bains, mais alors seulement on s'aperçut de la paralysie des extenseurs.

Au commencement de novembre 1873, il fut envoyé à M. le professeur Trélat. Le cal était volumineux, difforme par chevauchement des fragments. Quand on explorait cette fracture au moment où le doigt touchait la saillie inféro-externe du fragment supérieur, juste au-dessus et en avant de l'épicondyle, *le petit malade accusait subitement une vive douleur*, qui ne se produisait que dans ce point précis. Or, ce point correspondait exactement à celui où le nerf radial, sortant de la gouttière de torsion, contourne le bord externe de l'humérus. Cette douleur est trop vive pour être causée par une irritation d'une pointe osseuse sur les téguments, elle est due bien évidemment à une compression du nerf radial. *Il existe une hyperesthésie considérable de toute la région externe de l'avant-bras jusqu'à la main ; cette hyperesthésie est provoquée par le moindre attouchement et est toute superficielle.*

La sensibilité faible est intacte.

L'avant-bras droit est très-atrophié, mais cette diminution de volume ne peut être due à l'immobilité de cinq semaines, *on pense qu'elle tient bien plutôt à un trouble trophique qui a porté sur les muscles.*

Le thermomètre indique une augmentation de un demi-degré en faveur de l'avant-bras malade.

Après une longue discussion sur la nature de la lésion du nerf, M. le professeur Trélat conclut à *une compression du nerf radial par la saillie du fragment supérieur* et il se décide à intervenir.

L'opération devait consister dans le dégagement du nerf comprimé. La recherche de cet organe fut longue et minutieuse au milieu d'un tissu cellulaire épaissi, presque fibreux, d'une coloration blanc grisâtre.

On trouva renfermé dans son épaisseur, sur la saillie du fragment supérieur de l'humérus, un cordon nerveux qui s'étalait sous la forme d'un ganglion ou plutôt d'une sorte de plexus nerveux fortement uni par du tissu cellulaire. On avait sous les yeux la branche antérieure ou cutanée du radial. Elle fut disséquée et dégagée, puis on réséqua la saillie angulaire du fragment.

Depuis, le petit malade n'a plus éprouvé de douleur dans son membre malade, mais il a conservé sa paralysie, qui a résisté plus d'une année à l'électricité. Il n'a pas encore complètement les mouvements de son poignet.

La température, qui était avant l'opération plus élevée du côté malade que du côté sain, est depuis du côté droit (malade) 33°2; côté gauche, 34°.

Il y a donc eu là une grande modification dans la calorification du membre par suite de ce dégagement du nerf.

Nota. Cette observation a été communiquée au Congrès de Lille par M. le professeur Trélat.

Obs. VI. — Fracture du coude. — Résection. — Névralgies intenses du nerf radial irrité par un fragment d'os. — Amputation. (Verneuil, in thèse de Tillaux, agrég. 1866.)

« Un homme de 30 ans eut le coude fracassé par un coup de fusil chargé à plomb et reçu à bout portant. La résection du coude fut faite, et j'eus le soin d'enlever tous les fragments osseux épars dans les parties molles voisines.

Des hémorrhagies répétées, que la ligature de l'humérale n'arrêta que temporairement, rendirent nécessaire l'amputation du bras plus d'un mois après le premier accident. Depuis quelque temps, la région était tout à fait indolente, *sauf un point très-circonscrit qui était fort sensible au toucher et d'où partaient même des élancements spontanés s'irradiant jusqu'à la main.*

Le nerf radial, un peu au-dessus du pli du coude, était renflé et manifestement enflammé; sur un des côtés du renflement et le pénétrant d'ailleurs, se trouvait un noyau osseux du volume d'une lentille, irrégulier, rameux, de formation toute récente comme l'attestait sa couleur, sa faible consistance et la forme des ostéoplastes. »

Si nous citons cette observation, bien qu'il ne s'agisse pas là de cal douloureux, c'est qu'on se trouvait à peu près dans les conditions d'une fracture compliquée et que les mêmes phénomènes pourraient parfaitement se produire autour d'un cal.

Obs. VII. — Fracture de la clavicule. — Cal difforme et douloureux. — Compression du nerf radial. — (Observation recueillie et communiquée par mon collègue, M. Pozzi, interne des hôpitaux.

Femme de 65 ans, employée à l'hôpital du Midi, entrée le 28 mars 1872 dans le service du professeur Broca, à l'hôpital des Cliniques.

Cette malade est tombée, *il y a sept mois*, d'une hauteur de 2 mètres environ; dans cette chute, l'épaule droite vint frapper fortement sur le coin d'une porte.

Cette femme, malgré les douleurs très-vives qu'elle ressentait à la partie moyenne de la clavicule et qui l'empêchèrent de dormir pendant quinze jours, resta un mois sans consulter de médecin. Elle se contenta d'appliquer des compresses imbibées d'eau-de-vie camphrée sur la région douloureuse et n'en continua pas moins de vaquer à ses occupations.

Au bout d'un mois elle consulta un médecin de l'hospice de Bicêtre, où elle était alors employée. On l'examina sans faire enlever les vêtements et on ordonna un vésicatoire sur l'épaule. Elle voulut travailler comme par le passé, mais les douleurs devinrent tellement vives qu'elle éprouva de grandes difficultés à accomplir ses fonctions d'infirmière.

Trois mois après cet accident, elle fut envoyée à l'hôpital du Midi où elle consulta le chirurgien, M. Marc Sée, qui constata une ancienne fracture de la clavicule.

Le 28 mars, elle entra à l'hôpital des Cliniques dans le service de M. Broca, sept mois après sa chute.

La clavicule droite est complètement déformée par une saillie assez prononcée qu'elle présente vers son tiers externe. Cette saillie qui est due au chevauchement des fragments, est surtout considérable en bas et en avant du côté de la pointe du fragment externe.

Les mouvements du bras sont peu douloureux, excepté lorsque la malade veut porter un fardeau. La douleur se fait alors sentir dans le cal qui est cependant très-solide, malgré le peu d'immobilité qui a été accordée aux fragments.

La malade se plaint aussi de douleurs spontanées assez vives dont elle indique très-bien le trajet. Elles commencent au niveau de la fracture et suivent la direction du nerf radial et de ses branches jusqu'à l'extrémité des doigts. C'est ainsi qu'on est amené à croire qu'il existe une compression des branches du plexus brachial par l'exubérance du cal. Il est probable, en effet, que grâce au déplacement des fragments il se sera surtout développé en bas du côté des vaisseaux et des nerfs.

En comparant les températures des deux mains, on trouve une différence moyennne de 2° centigr. Voici, du reste, les résultats thermométriques de cinq expériences :

	Côté malade :	Côté sain :
	26°	28°,9
	32°	34°,6
	36°	36°
	30°	33°,2
	32°,1	32°,6
Moyenne :	31°,34	33°,06

Il était impossible, dans ce cas, de songer à une intervention chirurgicale, aussi on se contenta de faire frictionner la malade avec une pommade à l'extrait de ciguë et à l'extrait de belladone.

Obs. VIII. — Fracture de l'extrémité inférieure du radius droit avec déformation. — Accidents de paralysie par lésion probable du médian. — Douleurs persistantes au niveau du cal.

Le nommé Joly (Clovis), 27 ans, cultivateur dans l'Oise, vint, le 19 novembre 1873, consulter M. Tillaux pour des accidents consécutifs à une fracture du radius. Cet homme, dans une chute qu'il fit le 8 septembre dernier, s'est fracturé l'extrémité inférieure du radius du côté droit. Le médecin appelé pour lui donner des soins applique simplement, sans tenter la réduction, une attelle antérieure. Les deux premiers jours *la douleur fut très-considérable* et obligea de desserrer l'appareil. Quinze jours après l'accident, on plaça un appareil amidonné qui resta en place pendant trois semaines. Malgré ce traitement et la longueur de l'immobilisation, la *douleur persistait au niveau de la fracture* et le malade ne put pas travailler.

Aujourd'hui, 19 novembre, près de deux mois et demi après la chute, cet homme souffre encore énormément. La déformation caractéristique de la fracture de l'extrémité inférieure du radius est très-apparente. Le poignet est fortement élargi dans le sens antéro-postérieur, et en avant le fragment supérieur fait une saillie considérable augmentée probablement par le cal. La peau a conservé dans la région sa couleur normale, à la main elle est un peu plus rouge et luisante comme après toutes les fractures du poignet.

Les mouvements sont douloureux, surtout lorsque le malade veut fermer la main, et cette douleur se réveille avec une grande énergie lorsqu'on presse sur la face antérieure du cal, juste sur le trajet du nerf médian. Cette pression fait naître des élancements douloureux qui se prolongent en haut suivant la direction du tronc nerveux. Il n'existe pas d'autres points douloureux sur toute l'étendue de la fracture, on peut presser très-fortement sur les autres faces du cal sans que le malade en éprouve la moindre souffrance.

En même temps les trois premiers doigts ont leur sensibilité très-émoussée sur la face antérieure, cependant elle n'est pas abolie, et lorsqu'on les pique avec une épingle le malade ressent encore de la douleur, mais bien moins vivement qu'à l'auriculaire. Les mouvements de flexion et d'opposition du pouce sont très-limités, ce que l'on pourrait aussi attribuer à la durée de l'immobilisation.

Le soir, les douleurs se montrent spontanément et s'étendent dans le bras, toujours suivant le trajet du médian qui est assez bien indiqué par le malade. Il ressent aussi des fourmillements et de l'engourdissement dans l'index et le médius.

M. Tillaux pense que le nerf médian est un peu comprimé par le cal qui est exubérant et il conseille des frictions avec la paume de la main au niveau du poignet (massage); le malade doit revenir dans trois semaines.

Le 12 décembre la douleur a un peu diminué, mais l'insensibilité des doigts et la faiblesse dans les mouvements subsistent encore.

Obs. IX. — Fracture du péroné par cause directe. — Cal très-régulier, douloureux plusieurs mois après.

Un homme de 38 ans, vigoureux, de bonne santé habituelle, eut le péroné de la jambe gauche fracturé par un coup de pied, vers son tiers supérieur. Il fut soigné en ville par le Dr Rousseau (de la Chapelle) qui lui appliqua un appareil silicaté. Au bout de quarante jours la fracture était parfaitement consolidée, mais le malade ressentait toujours des douleurs au niveau de son cal, douleurs qui s'arradiaient à la face externe du membre et qui augmentaient tellement aussitôt qu'il voulait mettre le pied par terre qu'il dut renoncer à se servir de sa jambe. Le médecin pensant que la consolidation n'était pas achevée, bien qu'il n'y eût pas la moindre mobilité, conseilla le repos et cherche à calmer les douleurs au moyen des opiacées, soit en frictions, soit en injections hypodermiques.

Deux ou trois mois après l'accident les souffrances étaient les mêmes et le malade ne pouvait pas encore se servir de sa jambe, C'est alors que le Dr Rousseau amena cet homme à M. Tillaux pour avoir son avis sur la cause de ces douleurs. Le cal était parfaitement régulier, et très-solide; seulement lorsqu'on appuyait sur le péroné pour rechercher la mobilité, il y avait certains points douloureux qui correspondaient assez au trajet du poplité externe. De plus, lorsque le malade voulait prendre point d'appui sur son pied, il éprouvait toujours les mêmes élancements qui semblaient partir de son cal et remonter vers le genou.

Il n'y avait pas le moindre gonflement, ni la moindre rougeur au niveau de la cicatrice osseuse.

M. Tillaux *pensa qu'un filet nerveux, branche du poplité externe, avait été intéressé par les fragments et compris dans le cal.*

On fit rester le malade au lit et on pratiqua des injections de morphine pour calmer ces douleurs. Un mois après son entrée à l'hôpital Lariboisière (salle Saint-Augustin, n° 18), au mois de novembre 1873, c'est-à-dire quatre mois environ après l'accident, le malade ressentait toujours les mêmes douleurs, et il ne s'était produit aucune amélioration. M. Tillaux se décida alors à lui faire des cautérisations au fer rouge. Le résultat ne fut pas très-satisfaisant, le malade continuait à souffrir.

Obs. X. — Fracture du radius. — Compression du médian. — Ulcérations paraissant et disparaissant avec l'irritation résultant de cette compression (Paget. Surgical pathology. Vol. I, p. 43).

Un homme, à « Guy's Hospital, » à la suite d'une fracture de l'extrémité inférieure du radius, consolidée par un cal considérable, *éprouvait des douleurs dues à la compression du nerf médian.* Le pouce s'ulcéra ainsi que l'indicateur et le médius ; ces ulcérations résistèrent à toute espèce de traitement et ne se cicatrisèrent que lorsque la flexion du membre eut fait cesser la pression sur le nerf. Quand cet homme se servit de son bras et renouvela la pression, les ulcérations reparurent.

Obs. XI.— *Bulletins de la Société de chirurgie* (1861).

M. Larrey présente à la Société un cas de Névralgie spasmodique de l'avant-bras consécutive à une fracture du radius et à l'emploi de l'électricité (observation de M. Sarrazin, médecin aide-major.)

V... (Aimé), garde à l'escadron des cent-gardes, âgé de 32 ans, bonne constitution, tempérament lymphatico-sanguin. Il n'offre rien de particulier dans ses antécédents, il n'a aucun signe de syphilis qu'il déclare du reste n'avoir jamais eue. Il a seulement été atteint, en 1849, d'une plaie contuse assez grave à la jambe gauche, qui ne fut suivie d'aucun accident nerveux.

Le 26 juillet 1858, en tombant de cheval, il s'est fait une fracture de l'extrémité inférieure du radius, avec entorse du poignet et contusion de l'articulation.

Le blessé fut transporté à l'hôpital du Gros-Caillou où il séjourna pendant quarante-trois jours. Le membre avait été mis dans un appareil contentif pendant tout ce temps. Mais à sa sortie l'avant-bras restait tuméfié, douloureux, et l'articulation radio-carpienne n'avait pas encore recouvré ses mouvements, quoique sa fracture parût consolidée.

Divers moyens furent employés, tels que bains locaux, douches, frictions et massage, sans résultat satisfaisant. L'usage des eaux de Plombières pendant trois mois et l'essai de l'électricité furent sans effet. Le malade fut envoyé à Bourbonne pendant la saison de 1859. — L'engorgement du poignet et de l'avant-bras disparut.

Mais il fut soumis en même temps à l'électricité et subit jusqu'à cinquante-huit séances de faradisation. Ce traitement spécial, ayant pour but de rétablir les mouvements et de combattre les douleurs, eut un effet contraire, à tel point que des phénomènes de paralysie apparurent dans le bras, dans l'épaule, et se propagèrent à la partie correspondante du tronc, en déterminant une hémiplégie faciale, sans persistance à la vérité.

Quant aux douleurs, elles se manifestèrent, comme les crampes les plus violentes, avec une telle intensité dans toute l'étendue du membre, en s'irradiant non vers son extrémité libre ou vers la main, mais vers son extrémité supérieure, qu'elles sont encore appréciables aujourd'hui, sous une forme que Larrey appelle *névralgie récurrente*.

Les variations de température, les moindres attouchements, la contraction subite et involontaire des muscles en provoquent le spasme presque tétanique, notamment dans les muscles radiaux.

Pour M. Larrey rien n'indique que la cause de cette névralgie récurrente dépende de la fracture du radius, qui se trouve d'ailleurs assez régulièrement consolidée, sauf une déformation légère du poignet par déviation latérale, sauf aussi un état de raideur et d'immobilité, mais non d'ankylose de l'articulation radio-carpienne avec inertie de la main et des doigts.

Pour ce chirurgien la cause principale, sinon exclusive de ces douleurs, celle qui les aurait surtout provoquées, serait l'application trop prompte ou trop active de l'électricité. Il ajoute que M. Duchenne (de Boulogne) lui a dit en connaître des exemples.

Nous ne sommes pas complètement de l'avis de M. Larrey, nous croyons au contraire qu'on avait affaire, dans ce cas, à une lésion nerveuse probablement due à la fracture du radius. Nous retrouvons en effet, dans cette observation, tous les symptômes que nous avons signalés comme étant sous la dépendance d'une altération d'un nerf : paralysie, spasme, douleurs à forme névralgique, etc. Il est utile de faire remarquer que la douleur existait avant l'emploi de l'électricité et que c'est même dans le but de la combattre qu'on a recours à la faradisation. Nous admettons très-bien, comme M. Larrey, que l'électricité a pu être la cause déterminante d'une recrudescence dans les accidents, mais nous croyons qu'elle ne l'aurait pas déterminée si les nerfs de la région avaient été complétement sains.

Pour nous, nous trouvons en outre dans cette observation un exemple de cette névrite ascendante décrite par M. Weir Mitchell, à la suite des blessures des nerfs et nous expliquerions par cette altération la *névralgie récurrente* notée par M. Larrey, ainsi que les phénomènes de paralysie dans l'épaule.

Obs. XII. — Fracture de jambe consolidée depuis un an, persistance de douleurs à forme névralgique (ostéo-névralgie du tibia). — Gosselin, *Cliniques*, t. I, p. 266.

Femme de 32 ans, soignée en 1865 par M. Gosselin pour une fracture de la jambe gauche au-dessous de la partie moyenne. Le déplacement était peu considérable. — Application de l'appareil de Scultet et plus tard d'un bandage plâtré.

On note pendant le traitement « *des souffrances plus prolongées et plus longues que chez les autres malades*. Elle se plaignait tous les matins d'avoir mal dormi, et d'avoir eu pendant la nuit des battements et des élancements au niveau de la fracture.» Les douleurs qui durent ordinairement dix à douze jours *se sont prolongées jusqu'à la fin du traitement*. Elles survenaient sans aucun mouvement, étaient presque continuelles, mais s'exaspéraient beaucoup la nuit. De plus, au quarante-cinquième jour, lorsqu'on a enlevé l'appareil, la consolidation n'était pas finie et on dut tenir encore la jambe dans l'immobilité. Ce n'est qu'au bout de trois mois que la mobilité anormale n'a plus été constatée.

Cette femme, après avoir quitté l'hôpital depuis plus d'un an, revint voir M. Gosselin pour la douleur qu'elle ressent encore dans la jambe. Cette douleur est bien plus supportable que pendant le traitement; elle est modérée tant que la malade est assise, mais elle prend une notable intensité quand la marche a duré vingt à trente minutes. Il faut alors s'arrêter et s'asseoir pour qu'elle diminue. Elle revient aussi quelquefois la nuit sans cause appréciable. Au moindre choc d'un corps extérieur elle prend une nouvelle intensité.

Le cal est très-régulier, et à part une très-légère hyperostose la conformation est excellente. La pression en ce point éveille la douleur.

Obs. XIII. — Fracture de jambe consolidée. — Persistance des douleurs (ostéo-névralgie). — Gosselin, *Cliniques*, t. I, p. 268.

Homme de 41 ans, mécanicien, soigné à l'hôpital Cochin par M. Gosselin pour une fracture de la jambe gauche qui l'a retenu à l'hôpital depuis le 18 septembre 1857 jusqu'au 20 mars 1858 (six mois). Au bout de ce temps elle n'était pas encore consolidée.

Le malade, fatigué de l'hôpital, sort avec un appareil plâtré qui est retiré trois semaines après, le 8 avril. On ne retrouve plus de mobilité, mais il avait fallu sept mois pour obtenir ce résultat.

Pendant tout ce temps le malade, qui n'était ni pusillanime, ni trompeur, n'a pas cessé de se plaindre de souffrances quotidiennes et nocturnes, tantôt avec crampes, tantôt sans crampes, qui résistaient à l'opium ou n'étaient amoindries que très-imparfaitement par ce médicament. Le sommeil était rendu presque impossible par les souffrances. On eût pu croire à un abcès profond du tibia et il n'en a jamais eu. Rien d'ailleurs dans la constitution et les antécédents ne pouvait expliquer ces souffrances rebelles, le malade n'était même pas nerveux. De même que la femme de l'observation précédente il n'avait jamais eu la syphilis.

La fracture avait été produite par cause directe, il y avait eu peu de déplacement et la réduction avait été très-facile.

M. Gosselin a revu le malade pendant plus d'une année et il a continué à souffrir, de moins en moins, il est vrai, mais toujours très-notablement pendant la marche.

Les traitements les plus variés ont été appliqués : Bandage roulé et ouaté, frictions avec liniment au chloroforme ; iodure de potassium, valérianate d'ammoniaque à l'intérieur. Aucun de ces moyens n'a été très-efficace.

Les douleurs se sont amoindries peu à peu.

Obs. XIV. — Fracture de jambe. — Persistance des douleurs du cal pendant trois ans. — (Gosselin, *Cliniques*, t. I, p. 269.)

Femme du monde, 39 ans, impressionnable et très-nerveuse qui a *souffert cruellement pendant trois mois*, sans que sa fracture de la jambe droite, très-simple d'ailleurs, se consolidât. Ce n'est que dans le cours du quatrième mois que la mobilité avait enfin disparu. Trois ans se sont passés depuis ce moment et la malade marche encore avec douleurs et en se servant d'une canne. Tous les mouvements et tous les contacts réveillent les souffrances, et cependant il n'y a pas d'abcès et la syphilis ne peut être mise en cause un seul moment.

Obs. XV. — Fracture de la jambe gauche au tiers inférieur. — Cal régulier, mais douloureux après huit mois.

Pand..., employé au chemin de fer d'Orléans, âgé de 30 ans, a eu la jambe gauche fracturée au mois de mai 1874.

Il m'a été assez difficile de savoir par quel mécanisme s'était produite cette fracture; cependant il m'a paru ressortir des explications du malade, qu'elle était de cause directe. Un levier soutenant un tender aurait pressé fortement la jambe (au milieu du tiers inférieur) et l'aurait brisée en ce point.

Cet homme fut transporté à la Pitié dans le service du professeur Verneuil. Selon son récit, sa jambe fut placée dans une gouttière, bien qu'il n'y eût pas de plaie à la peau, et plus tard on appliqua un appareil de Scultet.

La douleur a été très-vive les premiers jours et le malade a souffert pendant toute la durée du traitement. — Il est très-affirmatif sur ce dernier point.

On lui permit de se lever au bout de soixante jours, mais il lui fut impossible d'appuyer son pied par terre. Aussi resta-t-il à l'hôpital pendant encore un mois. Il sortit de la Pitié vers la fin de juillet ou le commencement d'août et fut envoyé à Vincennes; il ne pouvait cependant pas se servir convenablement de sa jambe, il souffrait beaucoup pour appuyer son pied sur le sol.

Aujourd'hui 5 février 1875, cet homme marche encore avec deux béquilles, et il n'a pu reprendre son travail.

Le cal est très-régulier, solide; la jambe a une très-bonne direction. A l'extrémité inférieure du membre, la peau est un peu plus rouge que du côté opposé, elle est aussi moins souple. La circonférence de la jambe est augmentée au niveau de la fracture, et il y a comme épaississement du tissu cellulaire sous-cutané, ce qui rend la peau moins mobile sur le tibia.

La pression du doigt est douloureuse sur le cal et à la partie antérieure.

Le malade se plaint de souffrir en marchant, et ses souffrances augmentent lorsqu'il s'est fatigué. A ce moment aussi l'extrémité du membre est le siége d'un certain gonflement. Les douleurs se font surtout sentir le soir en se couchant et la nuit; elles diminuent cependant et disparaissent quelquefois lorsqu'il est resté au repos un certain temps. Un choc et surtout la marche peuvent les réveiller.

Son cal est très-sensible aux changements de temps, et ses souffrances s'exagèrent alors, même lorsqu'il conserve le repos.

Ces douleurs ne siégent pas seulement au niveau de la fracture; elles s'irradient vers le pied et quelquefois aussi se font sentir vers le genou. Elles paraissent suivre en bas le trajet du nerf tibial antérieur jusqu'à son extrémité vers le gros orteil. Certains points de ce trajet sont douloureux à la pression. En arrière, la direction de la douleur est moins facile à suivre.

Traitement.—Frictions sur toute la région avec un liniment au chloroforme.—Bandage roulé serré pour la marche.

Obs. XVI.—Fractures répétées de l'humérus : le nerf cubital est intéressé; névralgie intolérable.— Résection du nerf cubital dans une étendue de 37 millim. — Guérison complète des symptômes douloureux.— (Weir Mitchell, *loc. cit.*, p. 327.)

Homme de 40 ans, fractures multiples ; la première fois, à l'âge de 10 ans, depuis plusieurs fois; mais cet individu est incapable de spécifier exactement le siége de ces différentes fractures et leur nombre exact. La dernière remonte à 1861. Il a depuis souffert du bras à peu près, constamment.

« Au mois d'août 1868, la douleur reparut avec violence dans le nerf cubital, au siége de la fracture; elle retentissait dans la main, ce qui rendait difficile d'en localiser le siége. C'était une sensation de cuisson un peu analogue aussi à ce que produirait l'introduction dans la main d'un morceau de bois ébréché que l'on promènerait dans les tissus. Il avait des élancements et des soubresauts violents dans les doigts ; la douleur était si aiguë que, à chaque élancement, « il sautait par-dessus tout ce qui se pré« sentait.» Le sommeil lui était impossible et ses souffrances étaient telles qu'il sollicita, mais inutilement, plusieurs chirurgiens de l'amputer.»

« En septembre 1868, le Dr Hayes Agneu réséqua le nerf cubital et enleva une étendue de 37 millimètres juste au-dessus de l'articulation du coude. *Depuis lors, le malade n'a pas senti pendant une seconde la moindre douleur.*»

Obs. XVII. — Fracture du fémur. — Douleurs au niveau du cal pendant plus de quatre années.— Guérison. — (Guyot, *Archives gén. de méd. et chir.*, février, 1836.)

M. le comte T..., pair de France, se fractura le fémur droit à la réunion du tiers supérieur avec les deux tiers inférieurs dans une chute de cheval. Il fut soigné par Dupuytren qui, vers le cinquantième jour du traitement, substitua le double plan incliné à l'appareil de Scultet. « Dans la nuit qui suivit cette substitution, les deux fragments, par le seul fait de changement de procédé, s'inclinèrent l'un sur l'autre avec gonflement considérable *accompagné de douleurs intolérables*. Néanmoins, après un temps fort long, le cal se raffermit en conservant sa déformation, et M. T... put enfin marcher avec une courte béquille.»

Comme le genou avait conservé un certain degré de raideur, on lui conseilla les eaux de Néris; mais leur action fut funeste, car le cal devint « le siége d'un travail extraordinaire accompagné de vives douleurs, d'un gonflement œdémateux de tout le membre qui prit à sa surface une teinte violacée très-foncée.»

Le malade ne pouvait plus marcher, la pointe du pied ne pouvait même pas toucher la terre ou heurter un corps dur sans qu'un retentissement très-douloureux se fît sentir dans le cal et dans toute la partie supérieure de la cuisse.

A dater de cette époque, pendant l'espace de trois ans, aucun moyen ne fut efficace pour calmer ces douleurs. « Souvent un exercice trop violent (dans la marche avec des béquilles) ou le choc de la pointe du pied, ou *l'influence brumeuse, pluvieuse ou orageuse de l'atmosphère* causaient un état inflammatoire qui s'accompagnait de douleur et de gonflement, *de contractions spasmodiques* des muscles. Cette maladie locale une fois déterminée durait de six à neuf jours, elle excitait au plus haut degré la susceptibilité nerveuse du malade, et le pouls en était souvent accéléré, au point de déterminer un état fébrile, *d'entraîner l'insomnie, de troubler les facultés digestives.*»

Comme état local on trouvait un cal énorme sans chevauchement considérable des fragments qui formaient un angle saillant en avant et en dehors. Les parties molles environnantes contribuaient certainement par leur engorgement à le faire paraître aussi volumineux. Les muscles présentaient quelquefois « un état de spasme » très-appréciable à la vue; enfin la circulation était embarrassée et le membre était œdémateux.

Guyot fait suivre l'observation de réflexions où il se demande quelle pouvait être la cause de ces douleurs. Le cal était solide, n'était pas ramolli. « N'était-il pas entretenu dans un état permanent de travail inflammatoire chronique, passant à l'état aigu par les mouvements, la fatigue et surtout par les spasmes musculaires? Mais si le cal est solide, que font sur lui toutes ces actions? Le mal ne résidait-il pas dans le périoste ou dans les muscles et les parties molles environnantes? Pourquoi, dans ces cas, ces douleurs sympathiques du genou souvent plus fortes que celles qui se faisaient sentir au niveau du cal? Ne serait-ce pas un principe rhumatismal ou goutteux qui se serait établi là par l'action particulière des eaux chaudes; mais, dans ce cas, on trouve encore un point d'appui sur les membres affectés, et dans l'espèce qui nous occupe la cuisse ne peut rien supporter.» Telles étaient les réflexions de Guyot, qui, sans s'arrêter à aucune de ces hypothèses, institua pour traitement un appareil de Boyer qui devait rester appliqué pendant deux mois pour assurer l'immobilité du membre. Tout allait très-bien, lorsqu'au trentième jour M. T... fit un mouvement dans son lit, et *ressentit un pincement, une douleur assez vive au-dessous du cal, dans le même endroit* où cette douleur se faisait habituellement sentir. De là le découragement du malade et du médecin. On chercha une autre médication et on s'arrêta à l'application de vésicatoires sur la région. Une amélioration s'ensuivit.

On établit un large cautère au niveau du cal et bientôt il ne resta plus à M. T... qu'à refaire l'éducation de son membre et à lui rendre ses fonctions qu'il avait perdues *depuis plus de quatre ans.*

Obs. XVII. — Fracture du grand trochanter. — Cal douloureux pendant dix-huit mois. — Guérison. — Guyot, *Archives gén. de méd. et chir.* Février, 1836.

M. de V..., dans une chute dans les montagnes, s'était fait une fracture du grand trochanter. Il fut traité par Mathias Mayor (de Genève); *après cinq ou six mois il pouvait marcher, mais avec de grandes difficultés, et l'exercice lui causait des douleurs sourdes dans la partie affectée.* Cet état pénible persista pendant quinze à dix-huit mois avec des améliorations et des exacerbations. Il consulta Guyot qui les guérit par le repos et l'application de vésicatoires.

Obs. XIX. — Fracture du col du fémur. — Cal douloureux. — Guérison. (Guyot, *Archives gén. de méd.* Février, 1836.)

M. B..., capitaine de hussards, fit vers le milieu de l'année 1834 une chute de cheval. Il fut traité à Niort pour une fracture du col du fémur; il fut six mois environ avant de s'appuyer sur son membre fracturé. Teinte violacée, gonflement œdémateux de la cuisse et de la jambe. *Douleur assez vive dans l'aine et parfois dans le genou; cette douleur s'exaspérait aux changements de l'atmosphère, des contractions spasmodiques des muscles, enfin une sensation d'engourdissement douloureux* à tous les chocs ou les faux pas. Ces symptômes existaient encore, mais moins marqués, au mois d'octobre 1835. Il consulta Guyot au mois de novembre.

Traitement par les vésicatoires volants, puis par un cautère au niveau du grand trochanter. A la fin de décembre il ne restait plus que de faibles douleurs aux changements de température.

A. Parent, imprimeur de la Faculté de Médecine, rue Mr-le-Prince, 31.

www.ingramcontent.com/pod-product-compliance
Ingram Content Group UK Ltd.
Pitfield, Milton Keynes, MK11 3LW, UK
UKHW020425230726
13925UKWH00004B/1611